– 몸, 그것은? 에세이

# 몸에게 일어나는 일들에 대한....

## 알아야 할 것,

## 해야 할 것들...

저 : 박용남 · 배영숙

메디안북

– 몸, 그것은? 에세이

# 몸에게 일어나는 일들에 대한....

2023년 3월 8일 1판 1쇄 인쇄
2023년 3월 15일 1판 1쇄 발행

저 자 | 박용남, 배영숙
발 행 인 | 김용덕
발 행 처 | 메디안 북
편 집 | 최수정
등 록 | 제 25100-2010-51호
주 소 | 서울특별시 마포구 마포대로 63-8, 818호(도화동 삼창프라자 빌딩)
전 화 | 02-732-4981
팩 스 | 02-711-4981
홈페이지 | www.mcbooks.co.kr

ISBN | 979-11-90450-82-9 03510
가 격 | 19,000원

– 몸, 그것은? 에세이

# 몸에게 일어나는 일들에 대한....

알아야 할 것,

해야 할 것들...

저 : 박용남 · 배영숙

## 저자 약력

### 박용남

- 휴내리치료교육센터 소장
- Touch & Movement Drawing Academy(TMDA) 회장
- 수원여자대학교 물리치료학과 겸임교수
- 강원대학교 물리치료학과 외래교수

### 배영숙

- 가천대학교 물리치료학과 교수

# 머리말

몸에 대한 강의록을 정리하고자 한다. 몸에 대한 의미와 몸에 대한 생각을 왜곡 없이 있는 그대로 풀어내고자 한다.

몸이란 무엇인가? 라고 묻는다면, 난 주저 없이 '자연이다'라고 말한다.

건축가이자 의사인 브레드보오그는 자연을, 몸을 다음과 같이 설명하고 있다. 자연은 최고의 설계를 했다. 자연의 모든 설계는 목적을 가지고 있으며 어떤 임무를 수행하기 위한 가장 효율적인 방법이다. 우리는 자연이 일하는 방법을 공부해야 하고 독단적이며 꼴사납게 우리 자체의 것을 만들어 내기 보다는 그것을 흉내 내도록 노력해야 한다. 우리는 자연의 설계를 발전시킬 수 없다. 우리에겐 단지 그것에 대한 이해만이 필요할 뿐이다.

"아파 죽겠는데, 뭐 자연을 이해하고 흉내 내라고" 한가한 소릴 한다며 냉소적으로 변할 게 뻔하다. 맞는 말이다. 아픔이 우리의 인식체계로 들어서게 되면 어느 누구도 아픈 곳으로부터 초연할 도리가 없다. 아픈 이유 따위는 묻지 않는다. 그저 몸의 중심은 아픈 곳으로 향할 뿐, 진통을 위한 노력밖에는 없다. 이렇게 통증이 사라지면 언제 아팠냐는 듯 잊어버리고 아무 일도 없었던 것처럼 일상으로 복귀하고 또 다시 아파지면 이를 반복한다.

광기의 일반적인 정의처럼 같은 일을 반복하고 또 반복하면서 다른 결과를 바라는 우리는 덧난 통증에 미친 기세로 또 다시 인상 찌푸리고 화를 내고 그것이 잠잠해지기만을 바랄 것이다. 아픔의 원인 따위는, 몸에게 일어나는 자연스런 통증의 반란은 뒷전인 채 다시 통증을 꺾으려는 일을 반복하고 또 반복할 뿐이다.

본래 통증은 라틴어 'poena'에서 유래 된 말로서 신성한 보복의 여신 네메시스(Nemesis)가 주는 벌, 페널티다. 벌은 저질러진 일에 대한 결과이고 잘못에 대해 그만큼 되돌려 주는 보복을 의미한다. 벌은 운이 없어 겪는 우연이 아니며, 그처럼 가벼이 끝나는 것 또한 아니다.

몸에게 내려진 벌이 일상의 고통과 고립, 그리고 일상으로부터의 추방을 낳아 피하고 싶지만 벌은 잘못에 대한 대가인 동시에 금지를 위해 가혹하다. 벌은 해야만 할 숙제를 하지 않아 받게 되는 교훈으로, "왜" 무릎을 꿇고 의자를 들고 손바닥이 화끈거리게 맞았던 이유를 함께 기억하길 바란다. 하지만 통증 앞에선 우리는 그저 그 순간을 모면하기에 급급하다. 고통을 마비시키고 끔찍한 악몽에서 깨어나기만을 소망한다.

그래서 여기까지 왔다. '왜 낫지 않느냐'고 허망한 하소연만 늘어놓고 이 병원 저 병원에, 이름 난 의자(醫者)들을 찾아 헤매며 드라마틱한 한 방을 쫓고 있다. 너무 짙은 절망의 몸을 부여잡고서.....

왜일까? 감기몸살은 계절이 바뀌고 면역이 바닥일 때 의례히 앓게 된다. 몸은 계절이라는 자연에 순응할 준비 시간을 필요로 하고, 지친 몸을 쉴 수 없어 병이 주는 휴식으로 지쳐있는 몸을 쉬게 한다. 현실은 이러한 자연스런 이해보단 서둘러 일상의 복귀를 위해 투쟁처럼 병을 앓게 한다. 다시 아파진다면 더 강력한 방법을 찾아 감기몸살을 이겨내려 하며 공격적으로 저항한다. 그렇게 자연(몸)이 주는 경고(감기몸살)는 독단적이며 꼴사나운 의지에 의해 무시당하기 일쑤다.

감기몸살에 대한 몸이라는 자연은 이렇다. 머리는 깨질 듯 아프고, 온몸은 두들겨 맞은 듯 쑤셔온다. 목구멍이 부어 침을 삼킬 때마다 고통스럽다. 가까스로 내뱉는 호흡은 답답하고 가쁘다. 고열이지만 춥다. 며칠에 걸쳐 이 모든 과정을 끙끙 앓고 나서야 정신을 차릴 수 있다.

알고 있듯, 감기약은 없다. 머리는 지끈거리고, 코는 막히고, 온몸이 쑤셔 온다는 각각의 증상에 대한 처방일 뿐이다. 감기몸살이 네메시스가 주는 벌이라면, 이 흔하디흔한 감기몸살이 정작 주고자하는 몸에 대한 교훈은 무엇일까? 무엇에 대한 대가이고, 무슨 잘못에 대한 금기를 알리고 싶은 것일까?

감기몸살은 병(illness)이라는 핑계로 일상으로부터 잠시 벗어나게 해준다. 밝게 흩어지는 아침 햇살이 방 한 가득 채울 때까지 늦은 아침을 맞이해도 좋다. 작은 몸짓 하나에도 사방으로 흩어지는 먼지들이 눈에 들어온다. 애써 보이지 않는 먼지 쪽으로 고개 돌려 숨을 셔보지만 막힌 코로 숨을 쉬기란 여간 답답한 게 아니다. 냄새 없는 밥 알갱이를 입안 여기저기로 옮기고 옮기지만 까끌한 모래알과 같이 찌걱거릴 뿐이다. 대충 으깬 밥알은 부은 목구멍을 찢듯 거칠게 쓸어버리고 가까스로 넘겨버린다. 간간이 들려오는 개 짖는 소리도, 무엇을 팔려는 지 스쳐 지나가는 확성기소리도 메아리처럼 가까워졌다 사라진다. 손등에 차오른 파리한 정맥혈이 도드라져 더없이 여리고 시려 보이기까지 한다. 누워만 있어서일까, 좀처럼 위로 올라오지 못한 정맥혈이 고여 부은 발로 내딛은 바닥의 느낌은 두툼하면서도 먹먹하다.

알아서 셔졌던 숨처럼 냄새도, 맛도, 소리도, 몸에 닿는 모든 것의 감각들은 새로울 것이 없지만, 감기몸살을 앓는 늦은 아침의 이 모든 경험들은 무엇을 의미할까? 지금만큼은 어제의 일상과 다른 낯선 감각들이다.

익숙하여 알아채지도 못한 감각들이 처음처럼 낯설다. 답답한 호흡에 관심을 갖는다. 허겁지겁 어둡고 비어있는 뱃속을 채우기 위해 넘겼던 음식 덩어리는 냄새를 잃고 하나하나 쪼개어지는 순간들을 느끼며 삼킨다. 내내 있었겠지만 듣지 못했던 소리도 이제는 들려오고, 따사로운 햇볕은 피부를 타고 온 몸으로 펴져가는 감각을 느낀다. 한발 한발 내딛는 걸음과 아기의 걸음마처럼 조심스럽지만, 푹신한 발바닥의 접촉은 그리 나쁘지 않다.

이처럼 감기몸살은 마치 알에서 막 깨어 맞이하는 세상처럼, 모든 감각을 새롭게 한다. 보는 것, 숨 쉬는 것, 냄새 맡는 것, 맛보는 것, 듣는 것, 접촉하는 촉각이 처음 맞이하는 감각처럼 새롭게 한다.

이해는 인정과 수용을 납득시킨다. 우선 바라봐 주고 알아차리는 과정에서 이해를 통한 인정과 수용은 시작된다. 몸이라는 자연의 이해도 마찬가지다. 하지만 우리는 아직 가장 흔한 감기몸살조차 이해하지 못하고 있다. 몸에서 일어나는 사건(event)을 바라보고 알아차리는 과정도 없이 이해한 것처럼, 서둘러 포기해 버리고 단정짓고 내게 다시는 없을 것처럼 버려지기를 소망한다.

감기몸살은 무뎌져만 가는 몸에게 더 이상은 안 된다고 경고하는 회초리의 의미를 이해하지 못한 채 습관처럼 앓는 성가신 병이 되어버렸다. 소중한 교훈을 가치 있게 받아들이지 못하고 반성하지 않을 때 그 다음은 뻔하다. 더 가혹하고 더 처절한 응징만이 기다리고 있음은 자명한 일이다.

감기몸살은 예방주사나 다름없다. 저자는 감기몸살이라는 병이 존재하는 이유처럼 또 우리에게서 사라지면 안 될 소중한 병처럼, 몸에게 일어나는 일들의 의미와 알아야 할 것, 해야 할 것들에 대해 몸이라는 자연의 이해를 말하고자 한다.

본서는 몸과 마음, 그리고 사람에 대한 자연스런 바라보기와 알아차림에 대한 수순을 밟을 것이다. 그 과정에서 지금 일어나고 있는 몸에 대한 사건(event)을 이해하고 인정과 수용으로 더 나은 몸의 건강을 포용하려 한다. 그렇게 몸이라는 자연으로 걷기가 시작될 때, 브레드보오그의 말처럼 이 또한 독단적이며 꼴사나운 짓은 아닐까 걱정이지만, 몸에 대한 지금의 왜곡이 아쉽기에 용기내어 이 글을 써본다.

# 목차



## 제I장

### 고통을 마비시키는 게 좋은 걸까?

# 제Ⅱ장

## 몸, 알아야 할 것들

### 1. 몸, 그 움직임 —— 몸통



### 2. 몸, 그 움직임 —— 팔 다리

# 제Ⅲ장

## 일상을 보지 않는 병원과 치료

# 제Ⅳ장

## 몸, 해야 할 것들(운동에 대한 상식)

# 고통을 마비시키는 게 좋은 걸까?

## 제 I 장

1. 죽어도 좋으니, 아프지 않게 해주세요!
2. 일상의 통증은 급성일까, 만성일까?
3. 두 가지 통증 I
4. 두 가지 통증 II
5. 나쁜 습관의 몸, 통증으로 되찾다. I
6. 나쁜 습관의 몸, 통증으로 되찾다. II
7. 몸 만을 기억하는 반사(Reflex) I
8. 몸 만을 기억하는 반사(Reflex) II
9. 통증자극으로부터의 과잉반응 I
10. 통증자극으로부터의 과잉반응 II

# 제 I 장

# 고통을 마비시키는 게 좋은 걸까?

## 1. 죽어도 좋으니, 아프지 않게 해주세요!

'죽어도 좋으니, 아프지 않게 해주세요!' 통증은 이처럼 절박하다. 죽음을 들먹일 만큼 삶과 맞바꿀 정도로 끔찍하고 소름 끼치게 하는 것이 통증이다. 통증에 치를 떨며, 때론 굴복의 몸짓으로, 무표정한 얼굴로 마치 죄인이라도 된 듯 아무런 희망도 가질 수 없게 하는 것이 통증이다.

안타깝지만, 살아있음으로 고통 받는 존재인 우리에게는 죽어야만 비로소 통증으로부터 벗어날 수 있다. 살아있는 존재로서 통증 없이 살아간다는 것이 가능할까! 생명이 붙어 있는 한 통증과 함께 살아가야만 한다. 겪어보지 않은 사람들이 쉬이 내뱉는 "피할 수 없다면 즐겨라!"라는 가벼운 핀잔에 '너도 한 번 꼭 나만큼 아파보라고' 저주를 퍼붓고 싶어 지는 것이 통증이다.

또 '나만큼' 아픈 통증이 그들에게 있을까? 통증은 감각과 감정 그리고 인식이라는 경험이다. 통증의 감각을 느껴야 하고 그에 따른 현저한 감정적 반

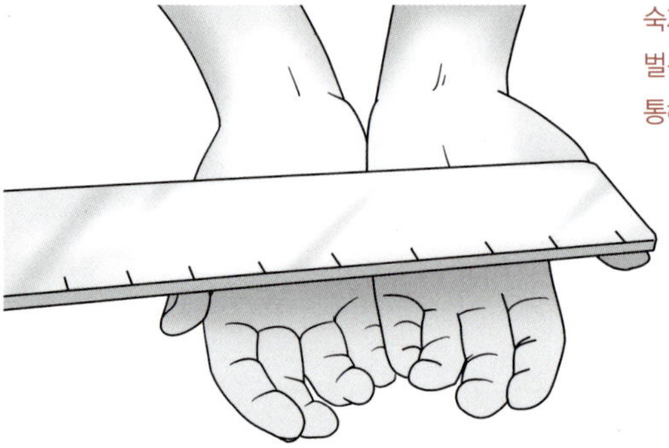

숙제를 하지 않아 손바닥을 맞는 벌.
벌은 불쾌한 자극이지만, 따끔한 자극을 통해 다음을 준비하게 한다.

응을 일으켜야 하며, 자신이 통증을 느끼고 있다는 것을 알아차리는 것, 즉 인식으로 통증이 완성된다.

통증의 구성요소가 감각, 감정, 인식이라면 통증은 누구나 느끼는 것이기도 하지만, 또한 어느 누구도 같지 않다는 의미이기도 하다. 통증을 전달하는 감각신경의 반응도, 그것으로 인한 정서적 반응도, 또 통증이라고 인지하는 역치와 참을성도, 그리고 그에 따른 통증에 대한 대처 전략도 모두다 다를 수 밖에 없다.

누군가에게는 도려내고 픈 아픔이지만, 또 누군가에게는 간지럼에 불과한 것이 통증일 수 있다. 오직 자신만의 표현으로 맴 돌아 남에게 '나 이만큼 아프다!' 알리기 어려운 사건(event)이며, 통증을 경험하는 당사자가 통증이라고 느끼고 말할 때, 이것이 유일한 통증이 된다. 통증은 그렇게 지극히 주관적이며 개인적이다.

죽음을 들먹일 만큼의 가혹한 통증, 누구나 겪게 되지만 어느 누구도 같지 않는 통증이 의미하는 것은 무엇일까? 우리 모두는 태어날 때부터 좋은 것과 쾌락을 추구하고 즐기길 원하기에 통증만큼은 두렵고 거부하며 가능한 한 멀리하고 싶지만 그렇게 되지 않는 이유는 무엇일까?

통증은 부상이나 위험, 심지어는 죽음의 위협으로 부터 나를 지켜낸다. 통

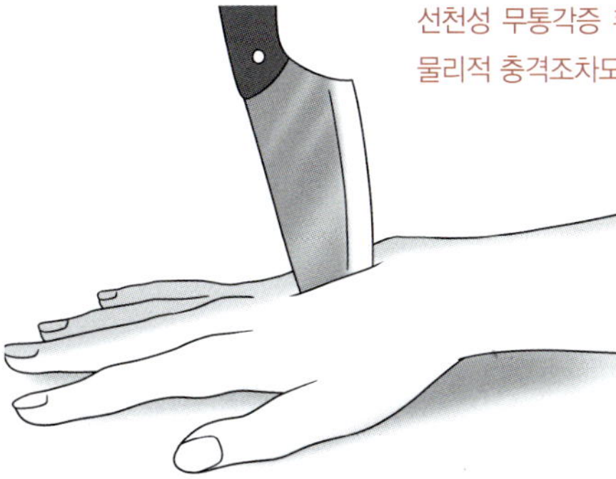

선천성 무통각증 환자는 자신의 손이 칼에 찔리는 물리적 충격조차도 알아채지 못한다.

증이 찾아오면 몸은 비상상태로 돌입하게 된다. 심장박동이 빨라지고 호흡도 가빠지며, 내부 장기로 퍼져 있던 혈액들도 팔다리 쪽으로 빠르게 이동하게 한다. 이로 인하여 팔다리 근육은 통증조절을 위해 바짝 긴장하게 되고 관절은 뻣뻣하게 경직되게 한다. 손상된 부위를 움직이지 못하도록 고정하여 통증을 붙잡아 놓는다.

위급한 상태에서 움직이는 것은 통증을 악화 시킬 수 있다. 자칫하면 건잡을 수 없는 심각한 손상으로 이어지는 것을 막는 것이 통증의 일차 방어 기전이다. 그래서 통증은 몸의 이상을 경고하는 반사적인 위급신호다. 이어 통증에 대한 두려운 감정과 함께 손상에 대해 전략을 계획하고 세우며 실행하는 인식의 합리적 과정을 거치게 된다. 본질적으로 통증은 몸을 살피는 긍정 그 자체이다.

통증이 긍정이라는 끔찍한 예가 있다. 말초감각신경의 점진적인 기능상실로 인하여 몸의 통증을 느끼지 못하는 선천성 무통각증(congenital analgesia, congenital insensitivity to pain*; CIP)이라는 병이 있다. 이 병이 무서

* congenital insensitivity to pain 흔한 질환은 아니지만 선천적으로 한 부위 또는 그 이상 신체적 통증을 느끼지 못한다. 일상에서 빈번히 경험하게 되는 사소한 손상이나 심하게는 뼈가 부러졌음에도 그 위험을 인식할 수 없다.

운 것은 통증으로 위험에 대한 몸의 첫 보호반응이 사라지는 데 있다. 이 병은 몸에 위험한 자극이 주어졌다 할지라도, 감각하지 못한다. 그래서 통증의 반사적 반응으로 회피하거나 움찔하는 행위는 일어나지 않는다. 통증자극을 느끼지 못하니 위급상황에 대한 어떠한 보호반응도 없는 것이다.

더 가혹한 것은 위험을 감지하지 못함에 따라서 급기야는 자기 자신을 해친다는 것이다. 밥알을 씹으면서 혀를 씹는다. 눈알을 박박 긁기도 한다. 참고로, 눈알은 몸에서 가장 많은 통각수용기가 분포해 있는 만큼 외부자극에 민감하다. 티끌 하나에도 그 통증은 어마어마하다. 그런 연약한 곳에 스스로 생채기를 내면서도 알아채지 못한다. 다리뼈가 부러진 줄도 모르고 덜렁덜렁 끌며 걷기도 한다.

선천성 무통각증처럼 통증을 느끼지 못하는 것은 불행이다. 역설적이긴 하지만 죽을 만큼의 통증이 이보단 낫지 않을까 한다. 또 본능적으로 좋은 것과 쾌락의 추구는 우리에게 통증이 있어 더 가치 있는 게 아닐까 생각하게 한다.

## 2. 일상의 통증은 급성일까, 만성일까?

나 외의 모든 것은 외부환경이다. 물리적 측면에서 보면, 어떠한 공간에서 든 내 몸이 차지하는 면적을 빼고는 모두 외부환경이 된다. 잠자리도, 의자도, 굽이 높은 구두도, 가방도, 콘크리트 보도블록도 아직은 몸이 이겨 낼 만한 외부환경이다. 다행이다. 이처럼 의식하지 못하거나 의식하지 않아도 될 정도의 외부환경이라면, 또 이런 환경으로부터 받는 상처라면 몸은 끄떡없이 견뎌낼 수 있다. 오히려 더 적응하고 익숙해져버리면 그만이다. 곳곳이 위험투성이고 험난한 세상 속 위태로운 몸이라지만 작고 사소한 위협과 상처쯤은 무시하며 버젓이 적응하고 문제없이 세상과 맞서고 있다.

하지만 통증과 마주하게 되는 그 순간, '악! 왜 이러지', '내게 왜?' 몸의 갑작스런 통증이 이 모든 세상과의 공존과 평화를 깨뜨려 버린다. 갑작스런 통증이 있기 전까지는 아무런 위협이 되지 않았던 잠자리가, 의자가, 굽이 높은 구두가, 가방이, 딱딱한 보도블록 하나하나가 몸에게는 거대한 도전이 되고 온통 늪지대인양 진땀나는 몸짓을 하게 만든다.

'아차' 하는 순간, 한참의 시간을 그대로 멈춘 채 얼음이 되어야 하고 오로지 그 통증이 가라앉기 만을 하염없이 기다려야만 한다. 한 번의 실수가, 방심이 이토록 두려웠던 적이 있었던가? 통증을 불러일으키는 움직임의 범위를 촘촘히 정하고 살얼음판 위를 걷듯, 돌다리를 두드려가며 건너듯 일상의 모든 행위는 통증으로부터 멀어지게 안간힘을 쓰게 한다.

통증이 커져갈수록 일상과 세상과의 거리는 뾰족한 철조망을 두른 채 더 욱더 몸을 옴짝달싹 못하게 몰아세운다. 쪼여오는 외부의 경계는 이제 뭘 해도 피할 수 없을 정도로 가까워져 버리고 그저 통증이 깊지 않게, 오래지 않게 머물다 가기만을 빌 뿐이다.

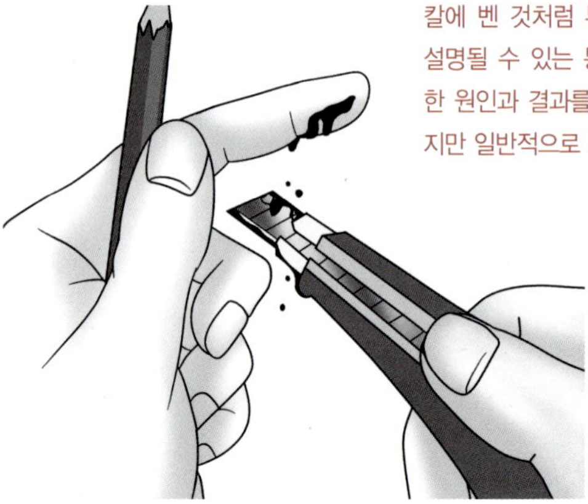

칼에 벤 것처럼 부딪치거나 맞거나 등의 외부적 충격으로 설명될 수 있는 통증을 급성통증이라 한다. 급성통증은 뻔한 원인과 결과를 가지며, 손상 부위와 정도의 차이는 있겠지만 일반적으로 회복이 빠르다.

이러한 순간을 급성통증(acute pain)이라 한다. 처음이라 두렵고 공포스럽다. 또 처음이라 그 통증은 대단하게 느껴진다. 이때의 통증정도는 극심하며(severe pain), 통념상 급성질환 환자가 느끼는 증상 중 하나가 이와 같은 통증이다. 이를 순수한 또는 진성 급성통증이라 한다. 급성통증은 지금 막 칼에 베인 손가락의 통증과 같다. 피를 흘리며, 욱신거리고 열이 나고 붓기도하면서 통증도 심하다. 칼에 벤 손가락은 서둘러 지혈을 하고 빨간 약(포비돈요오드액)을 바르고 반창고를 감고 며칠이 지나면, 어느새 여린 속살이 드러나고 이내 상처의 흔적조차 찾아보기 힘들 정도로 아문다. 통증 역시 사라진다.

이처럼 생채기 같은 상처는 처음 느낀 공포에 비해 쉽게 아물게 되고, 여린 속살이 드러남과 함께 통증 역시 쉬이 사라진다. 그렇게 순수하고 진성인 급성통증은 손상 시점과 통증이 가장 크게 느껴지는 감각이지만, 또 언제 그랬냐는 듯 쉽사리 진정되기도 한다.

이와 달리, '순수, 처음이야'를 빙자한 극심한 통증도 있다. 일상의 통증 자극이 너무 작아, 의식하지도 못했고 통증을 느꼈다 하더라도 무시했을 정

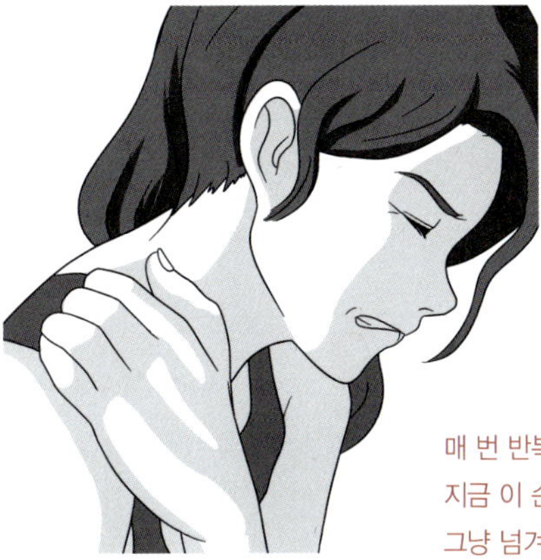

매 번 반복되어지고 무시할 정도의 통증이었지만,
지금 이 순간 경험하는 통증은 어제와 다르다.
그냥 넘겨버리기에 너무 아프다.

도의 작은 통증이다. 그러려니 하며 무시했던 생채기 같은 상처가 쌓이고 쌓여, 그것이 도드라져 극심한 통증을 일으키기도 한다. 자고 일어나면 또 무시하면 됐을 손상의 조각들이 모여서 오늘 아침!, '욱' 하며 드러낸 극심한 통증이라면 그것 또한 전에 경험해 보지 못한 것이니, 처음 느껴보는 숨막히게 하는 통증이니 진성 급성통증이라 해야 할까?

빼근한 정도였고 그러다 말았다. 별것 아니라고 여겼던 지난 날의 경험과 상식이었는데, 지금은 아파도 너무 심하게 아파온다. 내게 없었던 것처럼, 처음인 것처럼, 숨소리조차도 날카롭게 찌르는 송곳처럼 극심한 통증의 공포와 두려움은 진성 급성통증과 크게 다르지 않다.

이 같은 끔찍한 통증 역시 급성질환의 통증처럼 오래지 않아 진정된다. 진통제를 맞고 조심 조심하다 보면 몸이 예전과 비슷한 그런 빼근함 정도로 되돌려 놓을 수 있다. 칼로 벤 적도 그래서 그로 인한 상처도 찾아볼 수 없는 통증이지만, 급성통증의 그것처럼 안정을 찾는다.

'이 정도면 살만 해!', '거의 괜찮으니, 조심하시고 무리하지 마세요!' 병원은 이렇게 말하지만, 베인 상처에 빨간 속살이 돋아 아물었으니 괜찮은 것인지? 또 베이지 않도록 조심하라는 의미인 것 같은데, 정작 무엇에 베였는지도 모른 채 '아프면 다시 오세요!' 한다. 막연한 주의와 잠잠해진 통증으로 이 모든 사건(event)들은 진성 급성통증처럼 퉁 쳐버린다.

닳고 닳아, 켜켜이 쌓여서 더 이상은 버티기 어려워 생긴 통증이라면, 손가락을 베었을 때와 같은 아픔이라 할지라도 진성 급성통증과는 분명 아픔의 의미가 다를 것이다. 나의 의식이 몸뚱이가 보내는 위험신호를 무시했고 무디게 했고 또 모른 척했던 지난날들의 이유로 느끼는 아픔이라면, 이는 진정 진성 급성통증이라 할 수 없으며 그것과 구분되어져야 할 것이다.

절망스럽게도 일상에서 경험하게 되는 수많은 통증들은 처음이 아닌 켜켜이 쌓여서 나타나는 진성 급성통증이 아니라 만성의 결과이며, 심한 통증일 뿐이다. '이러다 말았는데!, 뻐근한 정도였는데!' 하며, 닳아 빠진 만성의 몸에 의식은 '순수, 처음이야'를 들먹이지만, 몸은 아니라고 한다. '그랬었나!' 하며 모른 척 덮으려 하지만, 몸이 겪는 일상의 통증은 결코 처음일 리가 없다.

## 3. 두 가지 통증 I

통증은 하나이고 모두 같은 통증일 거라 생각되지만, 사실 통증은 두 가지며 다르다. 인위적 마약성 진통제 모르핀(morphine)으로도 억제할 수 없을 만큼 강력하고 순간적인 통증인 A델타(δ)신경 섬유와 진료실 앞에서 순번을 기다리며 조금은 느긋한 통증인 C신경 섬유가 전하는 통증이다.

A델타와 C는 통증을 전달하는 신경섬유로 이 둘을 흔히 신경전달 속도에 의해 '빠르냐', '느리냐' 로 구별하지만, 이를 넘어 나름의 특별한 의미도 가지고 있다.

### 신경섬유의 분류

| 섬유유형 (type of fiber) | 직경 (micrometers) | 전달속도 (m/sec) | 전반적인 기능 |
|---|---|---|---|
| A-alpha | 13-22 | 70-120 | 촉각, 근방추 일차감각신경, 골지건, 알파운동신경 |
| A-beta | 8-13 | 40-70 | 촉각, 근방추 이차감각신경, 운동감각 |
| A-gamma | 4-8 | 15-40 | 촉각, 압각, 감마운동신경 |
| A-delta | 1-4 | 5-15 | 통증, 투박한 촉각, 압각, 온각 |
| B | 1-3 | 3-14 | 자율신경 전 신경절 |
| C | 0.1-1 | 0.2-2 | 통각, 촉각, 압각, 온도감각, 자율신경 후 신경절 |

A-delta와 C 신경섬유가 통증을 전달하며, 이 두 신경섬유 중 속도적 의미로 A-delta는 빠른 통증, C는 느린 통증을 전달한다. 또한 표에서 A-delta 보다 위에 위치한 신경섬유들은 A-delta와 C 신경섬유가 전하는 감각보다 빠른 이유로 통증조절에 사용되는 신경섬유다.

먼저 A델타(δ)라는 신경섬유는 생명을 위협하는 경고로써 가장 확실한 통증을 전달한다. 피가 나고 뼈가 부러지는 응급한 상황에서의 통증이며, 그러한 이유로 속도가 관건이다. 최대 15 ㎛ 속도로 표기되고, 쉽게 자동차가

15 km로 달려 뇌까지 전달되는 속도다. 참고로, 속도적 측면에서 빠른 A알파라는 신경은 약 120 km로 매우 빠르다. 어딘가 아플 때 흔히 움직여서 통증보다 먼저 뇌에 도달하여 통증을 못 느끼게 할 수 있는 속도를 가지고 있다. 목이 아프면 목을 돌리고, 무릎을 찌면 폈다구부렸다 하여 뇌가 인식하는 통증의 속도보다 움직임에 대한 감각 속도가 뇌에 빨리 전달되어 통증이 있어도 움직임에 대한 감각을 먼저 인식하게 하여 덜 아픈 듯 통증을 가시게 하는 것이 A알파신경이다.

A델타신경이 전하는 통증에 대한 감각정보는 A알파신경보다는 10배나 느리지만, 한번 흥분한 통증은 A알파보다 언제나 강력하고 파괴적으로 느껴진다. 급박한 상황에서의 A델타가 전달하는 통증은 짧고 굵게 강렬한 인상을 주고 그만큼의 대처 전략과 보호행위가 이뤄지고 난 뒤 즉, 응급상황이 종료된 후에는 언제 그랬냐는 듯 사라지는 통증이다.

이에 비해 C신경섬유가 전달하는 통증은 최대 2 km의 속도로 A델타신경보다 훨씬 느리며, 느린 만큼 많은 사연을 담고 있는 통증이다.

짧고 굵게 강렬한 인상을 주고 사라지는 A델타신경이 전하는 통증과 달리, C신경섬유가 전하는 통증은 욱신거리며 타는 듯이 번지는 통증으로 아주 천천히 시작하여 오랜 시간 여운을 남긴 채 가시지 않고 흐릿하게 남아 있는 통증이다. 마치 기분 나쁜 이야깃거리를 잔뜩 몸에 담은 듯 인상을 찌푸리게 한다. 더욱이 자성이 있는 것처럼 C신경섬유가 전달하는 통증은 불쾌한 감정과 어두운 생각들을 끌어당기고 덧대면서 '나 아픈 사람이에요!' 하듯 전형적인 아픈 사람의 표정과 몸짓을 짓게 한다.

C신경섬유가 품은 통증은 일상생활 곳곳에서 묻어나게 된다. 통증으로 인해 몸도 마음도 생각도 서로에게 뒤죽박죽 얽혀지면서 투쟁처럼 앓게 한다. 운동을 하고 싶어도 통증이 막아 선다. 일을 하는 내내 통증은 인상을 찌푸

리게 한다. 떠나지 않을 것 같은 통증에 고개를 떨구며 희망 잃은 내일에 지금 이 순간 한숨짓게 한다.

A델타신경이 전하는 통증은 감정이나 생각보다 감각만을 오롯이 전달한다. 순수하고 결백한 통증이라고 할 수 있다. 분명 A델타신경이 전하는 통증도 감정적 동요나 위급한 일련의 생각들이 자리하겠지만, C신경섬유가 전하는 통증에 비하면 감정과 생각들은 통증의 부스러기와 같은 정도다. C신경섬유의 통증은 감각뿐만아니라 감정, 생각들이 동등한 무게로써 작동한다. 감정이 통증 감각을 불러오기도 하고 통증으로 인한 불안한 생각들이 통증 감각을 더욱 악화시키기도 한다. 또 조퇴할 궁리로 열이 나게도 하고 배가 아플 수도 있다. 회피할 목적의 생각으로, 꾀병의 도구로 통증 감각을 만들어낼 수 있다. 이것이 C신경섬유가 전하는 통증이다.

A델타신경과 C신경이 전하는 통증은 속도적 차이와 더불어 나름의 특별한 의미들을 품고 있다.

## 4. 두 가지 통증 II

통증을 느끼지 않으려면, 통증을 없애 버리려면, A델타와 C신경섬유를 끊어버리면 된다. 가능한가? 죽어야만 가능한 일이다. A델타나 C신경 섬유를 끊어버리지 않는 한 신경섬유를 타고 전달되는 통증 감각은 어떠한 방법으로도 없앨 수는 없다. 통증이 있어서의 긍정성이 통증이 없는 것보다 낫기 때문에 고통스럽게 감내하라 하지만, 아픈 이들에겐 통증 완화와 통증 조절이 죽음을 들먹일만큼 절박할 수 밖에 없다.

통증 조절을 한다는 것은 즉각적이고 자동적이며 극단적인 흥분으로써 최적화된 A델타의 통증감각을 의미하지 않는다. A델타는 어떠한 진통제로도 소용없는 통증이다. 말 그대로 신경을 차단하지 않고 서는 A델타가 전하는 통증은 조절이나 통제가 불가능하다. 생명의 위협보다 더 앞서는 상황은 없기에, 때문에 그 생명의 위험을 감지해야 하는 A델타는 내버려 두는 게 맞다.

통증 조절이 가능한 것은 C신경섬유가 전달하는 통증이다. 감정과 생각의 덧댐 없이 있는 그대로의 통증 감각만을 전달하는 A델타와 달리, C신경섬유의 통증은 통증 감각과 함께 감정과 생각으로 덧대어져 여러 통증 조절 영역들이 참견할 수 있도록 한다.

통증 감각이 예민할 때면 그 보다 더 강한 자극을 주어 통증 감각을 무뎌지게 하는 방법도 있고, 통증으로 위축되고 우울한 감정이 있다면 응원과 지지와 함께 토닥이는 위로로써 통증을 진정시킬 수도 있다. 통증때문에 걱정과 체념으로 온전한 스키마(schema)를 갖기 어려울 때면 새로운 인지 도식으로 통증을 감내할 수 있게도 할 수 있다.

통증 조절의 영역들이 이렇듯 감각과 감정, 인지로 다양하다는 것은 통증 조절이 딱히 무엇 하나만을 강조할 수 없다는 뜻이다. 누군가는 감정이, 또 누군가는 생각이, 그리고 누구는 생물학적 과민한 신경으로 통증에서 벗어나지 못한다.

C신경섬유의 통증은 곧 삶 자체가 돼 버리기 때문에 통증 조절은 더욱 요원해진다.

"다친 곳이 나으면 통증은 사라진다."가 맞다. 하지만 우리를 괴롭히고 힘들게 하는 대부분의 통증은 여기에 속하지 않는다. 다친 곳이 아물었음에도 불구하고 통증은 사라지지 않고 일상과 함께 버젓이 자리한다. 신체적 통증이든, 심리적 고통이든 또 그 시작이 몸 자체의 통증에서 비롯되었든, 감정이나 심리적인 이유로 만들어진 통증이든 상관없이 C신경섬유의 통증은 삶과 얽혀져 단순한 통증 조절이 불가능하게 한다.

급성, 아급성, 만성 통증분류 표에서 볼 수 있듯, 급성통증(A델타)은 증상

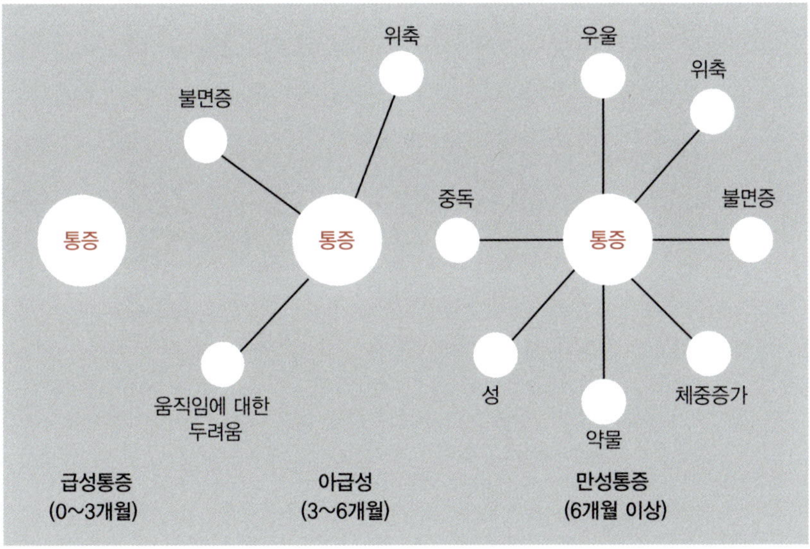


급성, 아급성, 만성 통증분류 손상에 대한 증상 중 하나인 통증이 급성통증이다. 이러한 통증이 아급성, 만성의 과정을 거치면서 일상의 모든 영역에 관여한다. 또한 그 영역은 만성통증과 더불어 새롭고 독립적인 자리를 차지한다.

으로 통증 하나만을 말한다. 그래서 통증이 사라지면 그만이다. 그러나 아급성(C신경섬유)부터는 통증과 더불어 움직임에 대한 두려움, 걱정, 불면증 등이 덧대어지고, 만성통증*일 때는 이에 더 많은 군더더기로 통증의 깊이가 더 깊다. 통증을 조절하는 약에 의한 중독, 우울, 위축, 체중증가, 성적 생활의 변화 등 삶 전반에 걸쳐 영향을 주는게 C신경섬유가 전달하는 통증이다.

더욱이 심각한 것은 통증 하나로 비롯된 움직임에 대한 두려움, 불면증, 약에 의한 중독, 우울, 위축, 체중증가, 성적 생활의 변화 등이 그저 질환이나 통증의 증상으로만 머물지 않는 데 있다. 각각의 증상들이 오랜 시간과 함께 독립적인 질환으로 굳어져 버린다. 통증이 잠잠해져도 잠 못 이루는 시간들에 고통스러워 한다. 그렇게 피곤한 다음 날이면, 여지없이 몸은 통증을 다시 경험한다. 위를 보호하기 위해 독한 진통제를 끊기에는 통증이 너무도 심하다. 목구멍을 타고 찢어질 듯 올라 오는 신물에 제대로 먹을 수도 없다. 체중증가에 대한 두려움으로 운동을 해 보지만 그때마다 극심한 통증으로 나머지 일상을 포기해야만 한다. 이처럼 암울한 무리들과 동반자가 될 수 밖에 없도록 내몰리게 하는 것이 C신경섬유가 전하는 통증이다.

통증 조절이 가능한 것이 C신경섬유라지만, 그 또한 뿌연 안개 속을 걷는 듯하다. 조금씩 스며든 습한 기운으로 눅눅하고 무거워진 통증이며, 얼음속에 갇혀있는 불빛처럼 희미하고 모호하다. 뾰족한 돌 조각으로 도려 내

---

* 만성통증의 방치가 정상적 노화로 인한 10년, 20년의 뇌의 퇴행과 맞먹는 뇌의 위축 손상을 보고한 연구결과(Vania Apkarian)를 보면, 만성통증은 그 자체로 퇴행성 질환이 맞다. 미국 노스웨스턴대학 생리학 교수 바니아 압카리안 박사는 '신경과학 저널'에 발표한 보고서에서 만성요통이 오래갈수록 뇌의 회백질의 용량이 점점 줄어든다고 밝혔다. 또한 '만성통증과 감성적 뇌....'라는 연구에서 '부상 그 자체로는 계속되는 통증을 설명하기에 충분치 않다. 뇌의 상태와 함께 결합된 부상이 관련이 있다.'고 하여 통증이 단순히 통증 부위에 국한하지 않는다는 말을 하고 있다. 덧붙여, 만성통증으로 몸은 10년, 20년을 먼저 써버리고 세월이 약이 된다는 말로 위안을 삼고 살아가는 것에 동의할 수 없다.

고 픈 통증이지만, 어디서부터 건들어야 할지 모를 통증이 C신경섬유의 통증이다.

통증을 구분할 때 시간적인 개념만을 부각해 통증을 급성통증(0~3개월), 그로부터 통증이 진행되는 시간이 약 6개월까지를 아급성, 그리고 6개월 이상 지속될 경우 만성통증(International Association the Study of Pain; ISAP)이라고 말하지만, 그렇게 시간과 함께 변해가는 개인의 삶도 폭넓게 아우르는 말임을 나날이 새겨야 할 것이다.

## 5. 나쁜 습관의 몸, 통증으로 되찾다. I

'근육아 네가 움직여야 할 수 있는 거야!'하며 소소하게 관심을 주지 않아도 머릿속 목표에 따라 근육은 알아서 움직인다. 청소를 하고 버스를 타고 계단을 오르내리며 수 많은 일상의 행위들을 하고 그렇게 근육들은 열심히 움직이고 있지만, 의식은 골똘한 생각에 잠겨있을 뿐, 근육에게는 눈길 한번 주지 않고 언제나 관심 밖에 있다.

컴퓨터 자판을 두드리며 목과 어깨가 뻐근해져도, 끊어질 듯 팽팽한 허리의 긴장감으로 오래 앉아 있을 수 없게 되어도 대수롭지 않게 여긴다. 그저 오랜 시간과 과중한 업무에 대한 커피 한잔의 휴식이 달달할 뿐, 여전히 근육들은 언제고 어디서건 무엇을 하든 간에 별다른 투정없이 자동적으로, 습관적으로 일상을 반복한다.

처음부터는 아니었겠지만, 근육의 움직임이 몸에 배기까지 근육들은 반복적 사용으로 단련되었을 것이고, 눈을 감아도 알아서 움직일 수 있는 지금의 근육을 갖게 되었다. 더러는 일상과 다른 익숙지 않은 일들에 대해 세심한

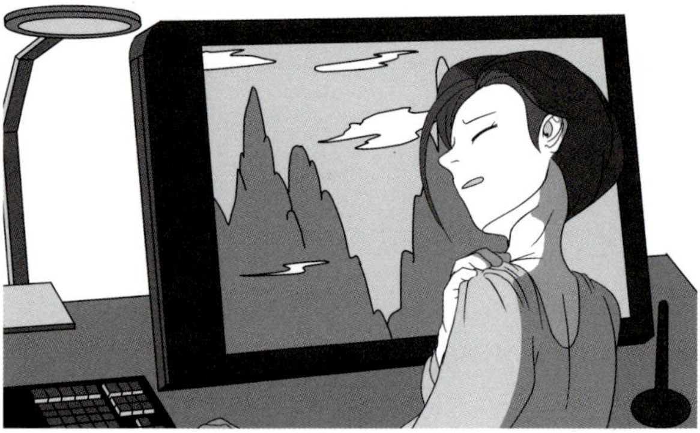

몸 여기저기 불편한 신호를 보내고 있지만, 우리의 의식은 무시해버리기 일쑤다.

관심과 노력을 기울여 근육을 움직이는 일도 있겠지만, 대부분의 경우, 근육은 무덤덤해지고 틀에 박히고 큰 덩어리로 움직이게(mass movement) 고정되어 섬세함을 잃어 버린다. 육체적 노동이든, 앉아서 컴퓨터를 뚫어져라 보는 일이든 근육들은 그에 걸맞는 적응과 함께 무의식적 움직임을 언제고 반복할 것이다.

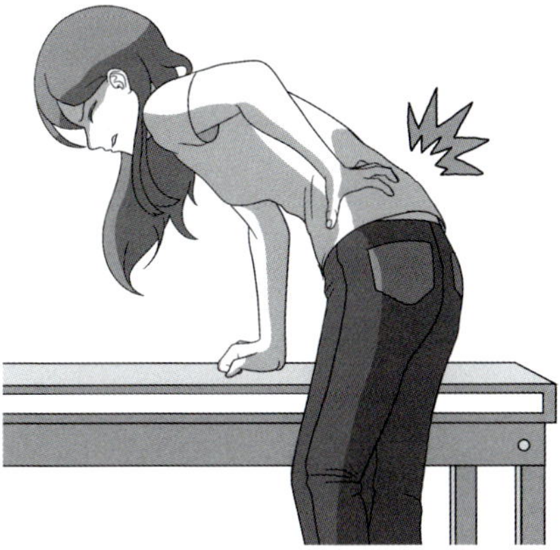

이러다 말았고 무시해도 됐던 것들의 반란

충격적인 사건(event)이 터지기 전까지 말이다. 지쳐버렸을까? '으악!' 억눌렸던 근육들이 일제히 긴장한 채 통증으로 반응한다. 날카롭게 찔러대는 통증에 생각없이 움직였다간 한동안 그대로 멈춰, 통증이 사라지기만을 기다려야 한다.

가까이 오면 다친다고 약간의 거리를 두고, 그만큼의 움직임만을 허락하듯 근육들은 통증과 함께 팽팽한 긴장감 속에 놓인다. 식당에 걸어가는 것도, 양치질조차 뜻대로 되지 않는다. 대소변을 보는 일도, 버스를 타는 것도, 계단을 오르내리는 모든 일상 들이 곤혹스러워진다. 늦었지만 소소한 관심을 갖고 의식적으로 근육들을 움직여 보지만, 아직은 아니라고 그동안의 무관심에 응대하듯 근육은 쉽사리 움직임을 허락하지 않는다. 마치 더 조심하고 근육에 조금 더 관심을 가지라는 듯 통증으로 쏘아붙인다.

뜻 밖의 통증이 모든 일상을 바꿔 놓았다. 아니, 바뀌지 않으면 안되는 일상으로 통증이 날카롭게 근육이 하는 일을 지켜보고 있다. 그동안 몰랐다.

근육이 어떤 일을 하고 있었는지, 그냥 내버려 두면 알아서 움직여질 거라 생각했다. 습관이 되어버린 근육이 이토록 힘들어할 줄은 예전엔 미처 몰랐다.

크나큰 사건이 터지기 전에는 지금 여기(here and now), 자신을 되돌아보는 일은 흔하지 않다. 평온했던 일상에서 사건이 터지고 난 뒤, 자기 반성과 지금의 자신, 왜 이러는지, 어디쯤 가고 있는지, 어디로 갈 것인지 두리번거리게 한다. 습관적이고 무료했던 근육에, 몸에 통증만한 사건은 없다. 통증이라는 사건이 몸의 일상으로 들어서게 되는 순간, 의식은 통증에 압도당한 채 밖으로만 향했던 모든 시선들을 몸으로, 근육으로, 움직임으로 옮겨가게 한다. 무수히 많았던 상념들은 오로지 무관심했던 근육들과 움직임만을 생각하게 한다.

통증은 지난날의 반성, 자동으로 잊혀졌던 근육들과 그와 연결된 수 많은 움직임들에 이제는 관심을 갖게 한다. 움직임 하나하나에 의식이 자리하게 하고 의식의 조절 하에 허투루 움직이지 않게 한다. 나쁜 습관의 몸에게 더는 그래선 안된다고 통증은 날카롭게 이를 바로 잡는다.

## 6. 나쁜 습관의 몸, 통증으로 되찾다. II

몸이 의식의 조절 하에 있다면, 그것은 통제 가능하다는 뜻이다. 작은 몸짓 하나에도 온갖 정성을 기울여야 하는 통증 상황에서의 의식적 관여는 절대적이지만, 그렇다고 하여 근육들 모두를 통제할 수 있는 것은 아니다.

통제 가능한 근육보다 제멋대로 굳어져버려 통제 불가능한 근육들이 몸 전체 대부분을 차지하고 있다. 이 통제 불가능한 근육들은 뇌의 영역 중에서 원시 뇌라 할 수 있는 소뇌가 대부분 담당하고 있으며, 의식적 조절이 가능한 영역은 대뇌피질로써 소뇌의 영역을 제외한 일부 의식할 수 있는 근육들만 제한적으로 통제가 가능하다. 약 5~10%미만이다.

손을 뻗어 공을 잡는다고 생각해 보자. 공을 잡은 손 외에 손목이, 팔꿈치가, 어깨가, 머리가, 몸통이, 엉덩이가, 무릎이, 발목이, 발이 어떻게 얼마만큼 긴장하고 움직여야 하는지는 의식적으로 확인하기가 어렵다. '어깨가 어땠어, 허리가 어땠어!' 등 부분적인 부위의 움직임은 의식적으로 확인 가능하겠지만, 어깨, 허리를 제외한 그 나머지 머리부터 발끝까지의 몸 전체 움직임을 의식이 헤아릴 수는 없다. 알아차릴(awareness) 수 없다. 나의 의지로써 내 몸을 움직일 수 있을 거라고 믿었던 수 많은 근육들이 통제권 밖에 있었다니 의아스럽기도 하겠지만, 움직일 수 있는 것은 단지 부분에 불과했다는 것을 경험할 때면 수 많은 통제권 밖의 움직임들에 대해 또한 놀랄 수 밖에 없다.

더더군다나 습관이 되어버린 온갖 움직임에서 근육들에 대한 의식조절이란 불가능하다. 또한 통제할 수 있었던 부분적 근육 마저도 거대한 습관으로 덮여 굳어지고 고착되고 자동적인 근육으로 흡수되었기 때문에 통제할 수 있었던 사실조차 기억하기 어려운 기억상실증에 빠지게 된다. 통제할 수 있는 부분적 근육의 움직임과 통제권 밖에 근육들이 서로 뒤엉키어져 지금의 통증을 경험하는 것이다.

호락호락한 게 몸인가? 통제권 바깥의 습관적이고 자동적인 몸이 넘쳐날 때, 더 이상은 간과할 수 없다는 듯 몸은 극단의 전략을 세운다. 통제 하에 있을 부분적 움직임조차 습관에 점령당하는 것을 지켜볼 수 없기에 몸이 할 수 있는 가장 생생하고 지독한 순간으로 잃어버린 기억을 되찾으려 한다. 통증이다. 몸은 무관심 속에 내버려졌던 습관적 행위의 만연을 제 살 도려내는 강렬한 아픔으로 의식을 깨우려 한다.

물건을 들 때의 올바른 자세로, 허리를 구부리지 말고 물건 가까이서 허리는 펴고 무릎을 구부리라고 수 없이 지적하지만, 습관적인 움직임으로 아직 괜찮은 몸은 귀담아듣지 않고 쉬이 흘려버린다. 우습게도 허리 아픈 이들에겐 이러한 올바른 자세를 가르치고 강조할 필요가 없다. 아픈 이들은 물건을 드는 시작 자세부터, 어떻게 들고 일어 설지를 고민한다. 물건 들 때의 움직임에 가능한 모든 의식을 집중시킨다. 여기서 빠르고 자동화된 습관적인 움

**물건 들 때의 올바른 자세**

물건 들 때의 올바른 자세를 허리 아픈 이들에게는 설명하고 가르칠 필요가 없다. 통증이 물건 들 때의 잘못한 자세를 가혹하게 지적하고 올바른 움직임으로 이끌것이다.

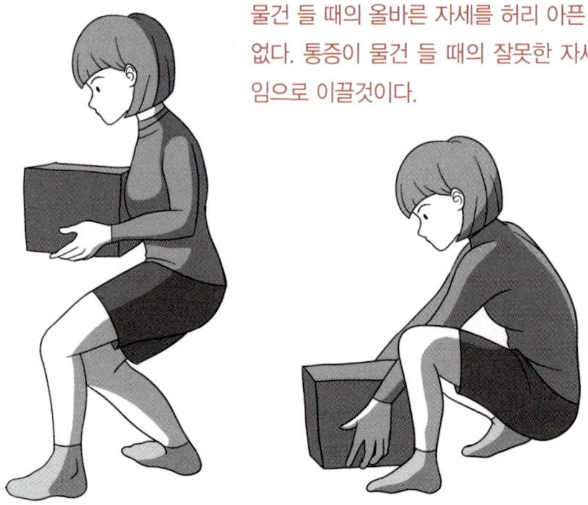

직임은 찾아보기 힘들다. 오롯이 물건을 드는 그 순간, 통제할 수 없는 모든 근육과 자세일지라도 최대한의 부분적 관찰과 의식적 집중을 잊지 않는다. 의식 가능한 근육들을 총동원하고 통제하려 든다. 이와 같은 과정이 허리 아픈 이들이 할 수 있는 가장 이상적인 자세를 만들며, 흔히 병원에서 지적하는 물건 들 때의 올바른 자세가 된다.

통증으로 찾은 올바른 자세다. 느리고 번거롭겠지만 의식이 몸에 관여 하면서부터 올바른 몸의 사용은 시작된다. 통증때문에, 의식을 자극한 통증 때문에 찾아진 올바른 몸이다.

## 7. 몸 만을 기억하는 반사(Reflex) I

몸에서 신경이 담당하는 정보 전달은 무엇보다 위급한 상황에 대처할 수 있는 즉각성일 것이다. 아무리 학습과 인지를 통해 숙련된 자연스런 행위를 만들어 갈지라도 위험 상황 앞에선 몸은 이들보다 앞서 본능적이고 원시적이 될 수 밖에 없다. 이를 '반사'라 한다. '반사'는 강력하고 빠르며, 생각할 겨를 없이 무의식적이고 즉각적 행위로서 뛰쳐나온다. 동물적 '반사'로 급박한 상황을 모면하게 한다.

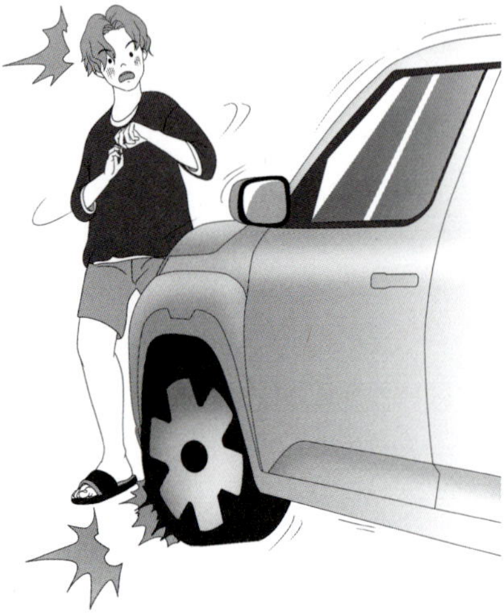

반사적 행위는 본능적이며, 의식보다 먼저 앞선다. 몸이 먼저 반응하기에 의식의 관여는 항상 뒤늦게 나타난다.

주먹이 날라 오면 눈을 감고, 발을 헛디뎌 땅바닥에 얼굴을 쳐 박기 전 어느새 손은 땅을 짚고 있다. 이와 같은 동물적인 반사 행위는 의식이 일상의 온갖 고민거리를 별 무리없이 할 수 있도록 위급상황으로부터 몸을 지켜내고 태어나는 순간부터 죽을 때까지 사라지지 않는다. 그렇게 반사는 몸 만을 생각하며, 몸이 전부다.

불쑥불쑥 튀어나오는 '반사'는 몸이 다치더라도 최소의 손상으로 답을 하는 전략가이기도 하다. 주먹이 날라 오면 눈을 보호하기 위해 생각할 겨를 없이 고개를 돌리고 눈을 감게 한다. 돌부리에 걸려 넘어지는 중에도 손을 짚어 얼굴과 머리를 보호한다. 손목이 부러지는 편이 얼굴과 머리가 다치는 것보다 나은 일이기에 또는 얼굴과 머리가 손목보다 소중하기에 반사는 중요한 것들을 먼저 살필 줄도 알만큼 영리하기도 하다.

반사는 처음부터 가장 중요한 생존을 위해 존재했다. 숨을 쉬어야 하기 때문에 버거운 공기를 울음을 통해 들이마시고 내뱉었다. 먹어야 살 수 있다. 그래서 젖을 찾거나(rooting reflex) 빨기(sucking reflex), 삼키기(swallowing reflex)를 반복한다. 때론 원치 않은 음식을 구토(gag and vomiting reflex)로 뱉어내기도 한다. 생존을 위해 갖춰야 할 최소한의 본능적이고 무의식적인 행위이다. 운동발달학적 측면에서 보면, 이 같은 반사가 목적성이 없다고 말하지만, 몸의 움직임도 살아 있어야 가능한 일이기에 그 목적은 생존본능으로 가장 우선하고 뚜렷하게 나타나야 한다.

이후, 목적성 있는 운동발달학적 반사가 나타난다. 점차 몸으로부터 몸 먼 쪽으로 반사는 퍼져 나간다. 자극에 대해 회피(withdraw)와 밀기(thrust, extension) 등의 거부와 공격의 움직임을 보인다. 마치 도망가거나 맞서 싸우려(flight or fight response)는 듯 중재나 조율이 없는 극단적인 피하기와 밀치기의 반사가 나타난다. 타협과 절충이 없는  반사다. 세련되지 못한 행위지만 반사는 그로부터 몸 움직임의 운동발달은 시작된다.

차츰 목적과 의미있는 운동성 발달을 보인다. 운동발달은 머리를 가누면서부터 시작되는데, 옆으로 머리를 돌리면 얼굴 쪽의 팔다리는 펴지고 뒤통수 쪽의 팔다리는 구부린다(asymmetric tonic neck reflex, ATNR). 엎드려 머리를 위로 쳐들면 모든 팔다리는 뻗치고 머리를 아래로 구부리면 모든 팔다리는 몸 쪽으로 굽히며 움츠린다(symmetric tonic neck reflex, STNR). 이 같은 머리 움직임에 따른 팔다리의 구리고 펴기 동작은 팔다리의 운동처럼 보인다.

머리 돌림 움직임에 따라 팔다리가 구부렸다 폈다 하는 것은 덩실덩실 춤을 추는 것을 연상케 한다. 굽힘과 폄의 팔다리 움직임이 손짓과 발짓이 되어 무언가를 드러내듯 의미 있는 행위처럼 보인다. 그래서 이러한 몸짓의 반사를 통틀어 행위적 반사(attitudinal reflex)라 한다. 행위라고 하기에는 아직 미흡하지만, 또 의도를 가진 움직임이라 할 수는 없지만 의미있는 움직임에 대해 시동을 거는 단계라 볼 수 있다.

투박하고 어색했던 행위들은 빠르게 다듬어진다. 머리를 좌우 앞뒤로 흔들어도 처음과 달리 팔다리는 펴거나 구부리는 행위가 일어나지 않는다. 뇌의 발달과 함께 몸은 절제와 통제를 배우면서 운동의 발달이 성숙해간다. 누가 먼저가 아닌 서로의 도르래가 되어 몸의 움직임도 뇌도 서로에게 걸맞는 발달을 주고받는다. 그렇게 균형을 이뤄가며 차츰 앉고 서고 걷기를 배운다.

걷기까지 일련의 과정은 원시적이었던 여러 반사들이 어우러진 반사의 통합과정이라 하고 뇌 역시 몸의 운동발달 과정에 맞춰 원시 뇌인 뇌간에서, 중뇌, 그리고 대뇌피질이라는 인간의 의식에 이르기까지 함께 발달해간다. 반사로 시작하여 반사로 완성된 몸이 지금 걷고 있는 것이다.

## 8. 몸 만을 기억하는 반사(Reflex) II

인간은 태어나 걷기까지 1년, 그로부터 6개월이라는 시간이 흘러야 뛸 수 있다. 기린은 몇 시간 만에 서는 법을 배운다. 새끼 얼룩말은 생후 1시간도 채 되지 않아 달릴 수 있다. 가히 다른 여타 동물들의 운동발달에 비하면 인간의 운동발달은 열악하기 그지없다. 하지만 1년이라는 시간 동안의 반사적 행위의 반복과 뇌의 발달을 통해 인간은 상상 이상의 운동력을 가지게 된다. 외줄을 타기도 하고 자전거를 타며, 암벽등반도 서슴지 않는다. 이러한 무한한 잠재력을 드러내기 위해 걷고 뛰기까지 오랜 시간이 필요한지도 모르겠다.

동물적 운동발달을 넘어 선 대뇌피질의 무한한 잠재력은 걷고 뛰기까지 18개월이라는 반사들이 있었기에 가능한 일이다. 혹 뇌졸중처럼 무한한 잠재력으로 이뤄 낸 모든 것들을 잃어버릴지라도, 반사는 처음을 기억하며 오랜 과거로의 어린 몸으로 되돌려 놓는다. 마치 세상을 처음 맞이하는 몸처럼, 지금 막 태어난 것처럼 아기 때의 초기(원시) 반사가 나타난다.

뇌 손상 후 흔히 볼 수 있는 한쪽의 마비(마비된 측의 팔이 구부러지고, 다리는 펴게 되는)나 떨림, 그리고 바빈스키 증후(Babinski's sign, 발바닥을 문지르면 엄지발가락이 발등 쪽으로 펴지고 다른 네 개의 발가락은 부채 살처럼 펼쳐지는 반사) 등, 병원에서는 병적 반사(pathologic reflex)라 하여 뇌 손상으로 인한 징후로 해석한다.

의학적으로 말하는 병적 반사는 완성된 운동능력을 기준하여 평가하기 때문에 그 외 이상 현상(반사)을 모두 병의 증상이라 단정짓고 있다. 하지만 이러한 병리적 반사를 손상 후 나타날 수밖에 없는 절망으로 보는 것은 반사의 목적과 의미를 너무 낮게 평가하고 있는 것 같다.

손상은 나중에 배운, 즉 뇌가 성숙하면서부터 습득된 세련된 것들의 기억이 망가진 것이다. 무한한 잠재력으로 이뤄 낸 것들의 파괴이고 상실일 뿐이다. 지금의 걷고 뛰는 자연스런 행위는 반사를 기초로 한 반복적 학습이었다. 새롭게 덮여진 몸의 치장들을 걷어내면 본능적이고 원시적인 몸뚱이만이 벌거벗은 채 드러날 것이다. 그런데 이것이 뜻하지 않은 뇌의 손상으로 나타난 것이다. 이를 병적 반사로만 봐야 할까?

병적 반사는 완성된 몸에 근거한 최종 판정으로 안타까운 결과에 대한 절망만을 말하고 있지만, 반사는 다른 말을 하고 있는지도 모르겠다. 몸이 배워야 할 새로운 출발점으로 되돌아간 반사로 본다면, 또 반사가 사라지지 않고 지금까지 남아있는 이유라면, 병적 반사라고 일컫는 반사는 아직 희망은 있다. 나이가 50, 60세일지라도 뇌졸중의 편마비 환자의 몸은 세상을 처음 맞이하는 듯한 갓난아이의 몸짓을 한다. 좌우의 균형도 깨져버린다. 한쪽은 50, 60세의 몸이고 또 다른 한쪽은 갓난아이의 몸이 된다. 어색하고 뜻대로 되지 않아 비틀거리는 움직임이 불안하고 두렵겠지만, 그래도 반사가 있어 무한한 잠재력을 다시 시작해 볼 수 있다.

'반사'는 극한 상황에서의 자동적 행위 또는 병든 후 여지없이 나타나는 억제해야 될 골치 아픈 증상이 아니라 처음으로 몸을 되돌리려는 리셋(reset)의 의미다. 깨끗이 닦아 놓은 칠판처럼 준비된 몸은 하나하나의 반사로 새롭게 쓰여지고 채워지길 바란다. 무한한 가변성 쪽으로 한발 한발 내딛으라고 과하게 흥분하고 있는 것이 반사다.

몸의 정화, 자연의 정화는 처음으로 시간을 되돌리는 것 밖에 없는 듯하다. 이제 와서 어떻게, 말도 안 된다고 고개 돌리겠지만, 낫지 않는 지금의 몸을 새롭게 할 유일한 방법은 '반사'여야 가능한 일일지도 모른다. 몸 만을 생각하고 몸이 망가져 무한한 가변성을 잃어버릴 때조차도 '반사'는 몸을 잊지 않고 몸 만을 기억한다.

## 9. 통증자극으로부터의 과잉반응 I

자극이 들어오면 반응이 있기 마련이다. 자극에 대한 감각은 절대적인 것이 아니라 상대적인 것이기에 사람마다 느끼는 감각은 비슷할지 모르지만 그 정도는 다르다. 그래서 반응 역시 다르다. '뜨겁다, 차갑다' 처럼 익숙한 자극이라 할지라도 실제 감각한다는 것은 역치* 이상의 감각임엔 분명하지만 뜨거운 냄비를 던지듯 놓아야 할지, 천천히 놓아도 될지에 대한 반응의 정확성은 사람마다 다르며 판단 내리기 어렵다.

하물며, 예상치 못했던 감각의 자극에 대해 어떠한 과잉반응이 나타날지는 예측할 수 없다. 낯설고 난생 처음 겪는 사건적인 감각적 자극에 서툴고 투박하며 더더욱 과도하게 놀란 반응이 나타날 수 있음을 짐작할 수 있다. 일상에서 이러한 자극과 반응을 격하게 불러일으키는 감각은 통증이다. 가장 명료한 자극인 통증은 언제나 필요 이상의 반응을 보이며, 몸을 사리게 한다. 통증 자극을 처음 경험할 때, 반사적으로 몸은 얼음처럼 굳어버리는 반응(freeze)으로 옴짝달싹 못하게 한다. 잠깐 그대로 멈춰선다. 이후, 움직여 보고 움직일 때마다 느껴지는 통증자극을 살피며 이겨내려 애써 보지만, 통증으로부터 빗

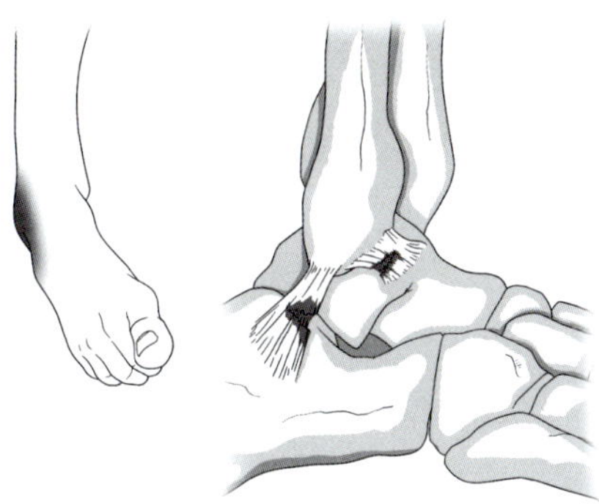

삔 발목의 인대 손상

* 역치(threshold) 인간의 감각기관은 외부의 자극이 최소한의 기준 이상일 때에만 알아차릴 수 있다. 이 최소한의 기준을 역치라고 한다. 역치 이하 자극은 너무 미세해 알아차릴 수 없다.

겨 난 엉거주춤한 몸짓과 자세가 더 안전하기에 통증으로부터 피하고 멀어지는 반응(flight)을 선택한다. 마지막으로 몸의 중심이 뇌가, 폐가, 심장이 아니라는 듯 아픈 곳이 중심이 되어 투쟁(fight)처럼 몸을 움직이게 하는 고통스런 반응을 보인다.

발목을 삐었을 경우를 상상해 보면, 내딛는 한발 한발마다 그 날카로운 통증 자극이 발목을 타고 저 멀리 머리끝까지 쭈빗 곤두서게 한다. 찡그린 얼굴, 비틀려진 몸, 숨마저 제대로 쉴 수 없이 긴장한 채 아픈 그곳을 건들어 자극할까 진땀을 뺀다. 아픈 발목뿐만 아니라 몸 전체에 기브스를 한 것처럼, 지켜보는 사람마저 긴장되게 하는 아슬아슬한 경직이 역력하게 보인다.

이후, 갖은 반응으로 이 같은 통증 자극에 대한 급한 불은 끄겠지만, 통증 강도를 낮출 뿐 여전히 몸은 긴장의 끈을 놓지 못한다. 처음보다 줄어든 통증일지라도 거듭된 통증 자극은 머리부터 발끝에 이르기까지, 바짝 긴장한 채로 처음 아픔의 반응처럼 과한 반응을 쉽게 낮추려 하지 않는다.

이렇게 삔 발목은 시간이 흐르고, 회복도 되었고 더 이상 위험했던 통증 자극에 대해 격렬했던 반응을 일으킬 필요가 없어진다. 때때로 이따금 찾아오

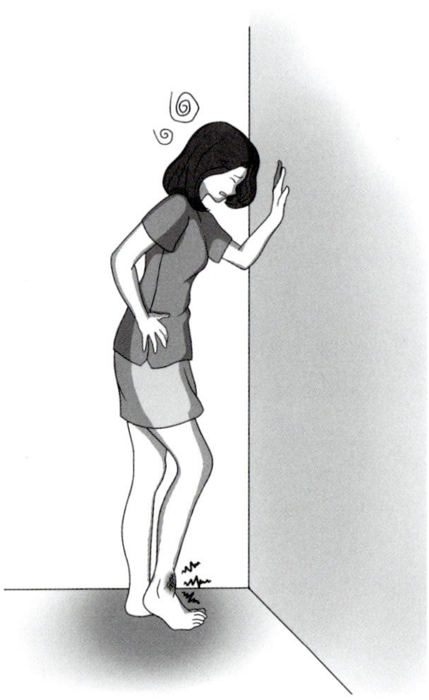

발목의 손상은 발목만의 문제로 볼 수 없다. 그로 비롯된 통증의 긴장이 발목을 거쳐 머리에 이르기까지 몸 구석구석에 균형적 반사로 기억된다.

는 발목의 불편함 쯤은 인상한번 찌푸리는 일로 끝나고 지나갈 수 있다.

이처럼 발목이 삔 통증 자극 사건은, 또 그로 인한 반사적 반응들의 상황은 종료가 된 것처럼 보인다. 그렇게 통증 자극으로 휩쓸고 간 반사적 반응은 통증이 사라짐과 동시에 자취를 감추고 일상에서 물러난 것처럼 보여진다.

하지만 없었던 일로 하기에 통증 자극은 너무도 큰 반응의 후유증을 남기곤 한다. 돌이켜 보면 삔 발목은 위협적이었겠지만 그렇게 과한 반응을 할 필요는 없었다. 통증은 실제의 감각보다 몇 배로 커진 반사적 행위와 요란했던 과도한 긴장성 반응을 불러오는 것이 일반적이다. 좋은 기억보다 뼈아픈 기억이 더 오래남듯, 그렇게 머리로는 통증이 없어 과했던 반응을 잊었을지 모르지만, 위험했던 그날의 몸은 고스란히 과잉반응을 온몸으로 두고두고 기억하고 있다.

## 10. 통증자극으로부터의 과잉반응 II

통증은 사라졌지만 아직 가시지 않은 몸의 긴장을 머리로는 알지 못한다. 위험한 상황이 진정되자마자 의식은 밀려 뒀던 일상으로 분주히 돌아가겠지만, 몸은 통증 사건 이전의 몸이 아니며, 사건 후 몸의 긴장은 몸 구석구석 넓게 여운처럼 남아 있을 게 분명하다.

위급한 상황이 종료된 후, 뻣뻣하고 팽팽하게 방어적인 행동을 취했던 몸은 다음에 있을 위험에 최적의 반응을 준비하게 된다. 한 번의 아픈 상처를 경험했던 몸이었기에 웬만한 사건 자극에도 쉽사리 흔들리지 않을 것 같지만, 한참의 시간이 흐른 뒤에도 통증과 같은 자극에는 쉽게 잊혀지거나 적응이 되질 않는다. 몸은 자라보고 놀란 가슴 솥뚜껑 보고 놀란다는 말처럼, 때론 유해하지 않을 것 같은 작은 자극에도 더 과장되게 호들갑을 떨기도 한다.

이런 식의 몸의 적응반응은 손상 이전의 몸으로 되돌아갈 수 없는 상처 때문이다. 위험이 크면 클수록 그 후유증은 오래도록 남기 마련이다. 외상 후 스트레스장애처럼 상처를 품은 새로운 몸을 가지게 된 것이다. 상처 입은 몸은 뒤틀려지고 비균형적 긴장으로 이전과 다른 몸의 왜곡을 스스럼없이 받아들인다. 머리, 목, 어깨, 팔, 허리, 엉덩이, 무릎, 발목으로 그곳이 어디가 되었든 통증 사건이 일러준 되로 보태고 보태는 식의 방어와 보호 전략으로 몸은 상처를 떠안고 살아가야 한다.

오래지 않아 삔 발목은 다시 시큰거리며 아파 올 것이다. 갑작스런 무리가 아니어도 그렇다. 다 나았다는 착각이었다. 다친 부위의 반복적 자극(di-stress)이 문제일 수도 있다. 여기까지가 삔 발목에 대한 예견할 수 있는 후유증이다.

그러나 발목 삔 이후부터 발목이 아닌 무릎이, 허리가, 목이 아파오는 이유는 무엇일까? 아팠던 발목을 기억하는 온 몸이 위험없는 역치 이하의 자극 이어도 위험으로 오인하여 반응했을 수도 있다. 한 번도 경험해 보지 못한 몸 여기저기 고장나는 느낌과 딱히 이유없는 몸의 이상을 경험하고서 야 곰곰이 과거의 상처를 들춰내 본다.

아마도 삔 발목도, 그로 인한 온몸의 반사적 긴장도 아직은 남아있는 듯하다. 오랜 시간이 흘렀건만, 통증으로부터의 과잉반응은 여전히 놀란 가슴을 쓸어 내리고 있었다. 통증에 정신이 팔려 있는 사이 몸은 전략적으로 아픔과 함께 아픔을 피하는 기억들을 곳곳에 새겨 놓았다. 생각보다 깊은 상처였고 어루만져주지 못했다.

통증 자극에 대한 반응은 단일 부위의 자극에 전신이 무의식적으로 반응하는 것이기 때문에 단일 부위의 손상이 몸 어딘가에 어떤 식으로 반응하고 기억할지는 가늠하기 어렵다. 분명한 것은 몸에 기억된다는 것이고, 기억된 반응은 저절로 사라지지 않는다는 것이다.

통증 자극으로부터의 과잉반응은 몸을 지키기 위한 본능적 방어와 보호에 따른 회피는 감사한 일이지만, 손상 이전으로 되돌아 갈 수 없는 몸은 안타까운 일이다. 또한 그로 인한 과잉반응이 또 다른 사건들의 빌미를 온몸에 제공한다는 것은 치명적인 오류다.

어떻게 해야 하는가? 살면서 통증으로부터 벗어날 수도 없고, 통증으로부터의 과잉반응을 막을 수도 없다. 새로운 자극을 통한 새로운 반응, 통증처럼 자극적이지는 않지만 통증을 온 몸으로 의식했던 것처럼 몸 구석구석을 의식적으로 살펴 새로운 몸의 반응을 일으키는 것 외에 달리 방법이 없어 보인다. 본능적이고 자동적인 반응들을 의식의 범주로 끌어들이고 느끼며, 통제 가능한 몸으로 만들 수밖에 없다. 쉽진 않겠지만 그것만이 통증자극으로부터의 과잉반응을 잠재울 수 있는 유일한 방법이다. 의식적 관찰과 감각하기 말고 그 무엇이 반사적 본능과 자동을 이해하고 변화시킬 수 있겠는가.

# 몸, 알아야 할 것들

## 제 Ⅱ 장

### 1. 몸, 그 움직임 ―― 몸통

(1) 이빨 사이에 낀 토마토 껍질

(2) 나무에 등을 왜 칠까?(구조적 움직임)

(3) 등의 두 얼굴(신경학적 움직임)

(4) 목과 허리 디스크 '등'에서 답을 찾다.

(5) 길어서 슬픈 목과 허리

(6) 일자 목(동이 이는 목)

(7) 몸통 운동은?

### 2. 몸, 그 움직임 ―― 팔 다리

(1) 안는 사랑, 차는 이별 Ⅰ

(2) 안는 사랑, 차는 이별 Ⅱ

(3) 팔다리의 역학적 벌

(4) 손은 뇌, 다리는 손을 위한 도구 Ⅰ

(5) 손은 뇌, 다리는 손을 위한 도구 Ⅱ

(6) 손은 새로운 것을, 다리는 옛 것을 Ⅰ

(7) 손은 새로운 것을, 다리는 옛 것을 Ⅱ

# 제 Ⅱ 장

# 몸, 알아야 할 것들

## 1. 몸, 그 움직임 —— 몸통

### (1) 이빨 사이에 낀 토마토 껍질

알몸에 덧대어지는 것들이 많을수록 거추장스러운 불편함도 많아지기 마련이다. 안경을 쓰는 일 또한 그 중 하나다. 특히, 운동이나 일을 할 때면 땀을 타고 미끄러지는 안경을 그때마다 밀쳐 제자리에 올려놓아 보지만 자꾸 미끄러지는 안경을 올리는 일은 여간 귀찮고 짜증스러운 일이 아닐 수 없다. 가끔은 땀이 아니라도 느슨한 안경다리 때문에 콧잔등 중간쯤 걸쳐진 안경은 휴지로 콧구멍을 막은 듯 마냥 답답하게 만든다.

얼굴의 정중앙에 우뚝 솟아 있는 코는 두개골에 포함되는 견고한 구조이다. 안경의 무게쯤은 거뜬하게 이겨낼 수 있지만, 코뼈 끝 콧마루에 걸쳐진 안경은 왜 그렇게도 버거운지 흘러내릴 때면 밀쳐 올려야만 한다.

1970년 이전까지 서양 해부학에서는 사람의 두개골이 몇 개의 뼈와 뼈로

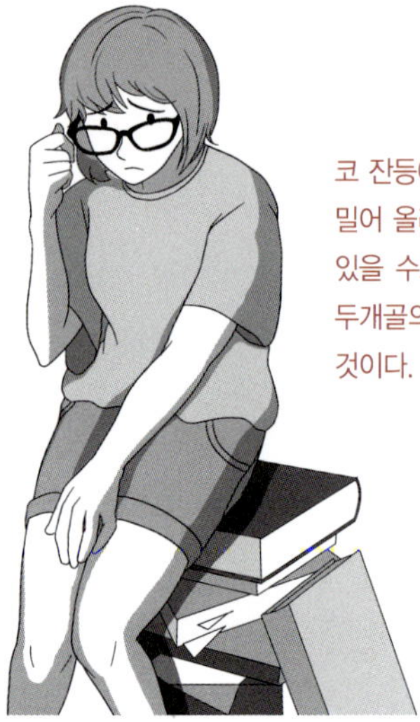

코 잔등에 걸쳐진 안경이 답답하여 그때마다 안경을 밀어 올려야 한다. 왜 그럴까. 벗어난 시력에 문제가 있을 수도 있겠지만, 그 보다 두 개의 뼈로 이뤄진 두개골의 움직임을 흘러내린 안경이 답답하게 막은 것이다.

이루어진 하나의 관절이긴 하지만 움직이지 않는 섬유성 연골이라 가르쳐 왔다. 그러나 1970년도 후반에 들어서면서부터 아무리 견고해 보이는 두개골 일지라도 두 뼈가 만나 이루어진 관절의 형태이라면 움직임이 존재하며, 어떤 이유로 관절의 움직임이 사라진다면 이것을 병적이라고 정정하였다.

여러 개의 손바닥만 한 나뭇잎 모양의 뼈 즉, 잎 엽(葉)으로 이름 붙여진 둥근 모양의 단단한 뼈가 모여서 조각조각 연결된 것이 두개골이다. 엽들이 하나하나 이어진 부위를 봉합(suture)이라고 하는데, 이 봉합이 두개골의 관절의 형태이며, 미세하게 나마 움직인다는 것이다. 과하게 표현하면, 아령을 들고 팔꿈치를 구부리고 펴는 것처럼 또 앉았다 일어서는 무릎관절처럼 두개골을 이루는 뼈들 역시 그와 같은 움직임이 있다고 보면 된다.

코뼈(nasal bone) 역시 두개골의 한 부분으로써 이러한 봉합형태의 관절이다. 안경의 코걸이가 집게가 되어 그 움직임을 막는다면, 답답하고 불편할 수밖에 없다. 콧잔등에 흘러내려 온 안경이 짜증스럽고 불편했던 이유는

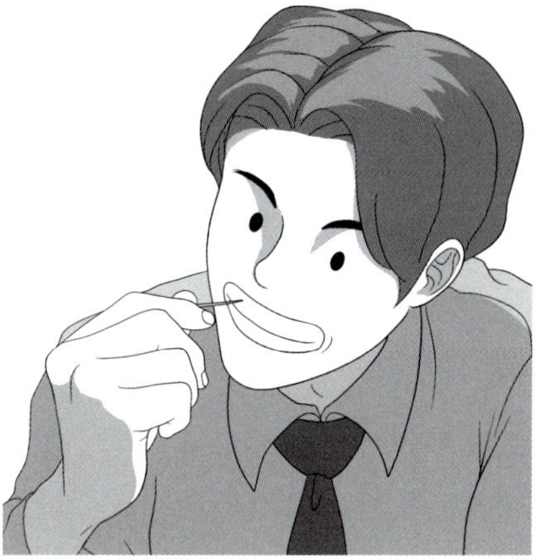

이 사이에 낀 토마토 껍질을 이쑤시개로 빼내려 하지만, 좁은 이와 이 사이의 좁은 틈을 두꺼운 이쑤시개로 빼내려 하는 것은 역부족이다.

부옇게 된 시야때문도, 안경이 무거워서도 아닌 코뼈의 움직임을 막았기 때문이다. 두 개의 뼈로 이뤄진 코뼈 사이에 미세한 움직임을 안경이 걸터앉아 마치 콧마루가 벌어지지 못하도록 집게로 집은 모양이다.

코뼈 뿐만 아니라 몸을 이루는 모든 구조물들은 다 그들 나름의 움직임을 하고 있다. 가끔 방울토마토 껍질이나 가는 생선 가시가 치아 사이에 껴 성가신 경험을 했을 것이다. 답답한 나머지, 이쑤시개로 이 사이 여기저기를 쑤셔 대지만 이와 이 사이 틈보다 두꺼운 이쑤시개로는 시원치 않다. 이런 실랑이에 지치고 무시할 때쯤 스르르 토마토 껍질은 이 사이에서 밀려 나온다. 신기하게도 이와 이사이에서 토마토 껍질을 알아서 뱉어낸다. 움직임이 없을 것처럼 보이던 이와 이 사이에 토마토 껍질이 이들의 움직임을 막았었다. 다급해진 이와 이는 서로의 움직임을 회복하기 위해 안간힘을 썼을 것이고 그 결과 토마토 껍질로부터 해방된 느낌으로 개운해진다.

몸은 볼 수도 느낄 수도 없을 만큼의 작은 움직임들이 모여 몸짓도 팔다리

---

섬유성 연결 – 두 뼈의 끝에 얇은 섬유성조직으로 붙어 있으며, 움직임은 거의 일어나지 않음.

를 구부리고 펴는 움직임도 느낄 수 있게 만들어 낸다. 걷고 뛰는 거대한 움직임에서 보면, 토마토 껍질 두께만큼의 미세한 움직임의 제한은 무시할 수도 있겠다 생각하겠지만, 몸은 그 답답한 움직임을 그냥 넘기는 일은 없다. 그 움직임을 회복할 때까지 투쟁의 몸부림을 멈추지 않는다.

우리가 느끼기에 그 움직임이 크든 작든 또 두개골의 움직임처럼 너무 작아 아예 느낄 수 없을 정도의 움직임일지라도 몸이라는 자연은 쉼없이 움직여야 하고 움직이고 있어야 한다.

### (2) 나무에 등을 왜 칠까?(구조적 움직임)

신념에 찬 움직임은 그것이 올바른 것이 아닐지라도 운동이 될 수 있다. 저마다 다른 모습에, 움직임에, 서로 다른 소리를 내며, 내 몸엔 이만한 운동이 없어 하며 굳게 믿는 나만의 독특한 운동법들이 있기 마련이다.

살아 온 연륜일까! 믿음일까! 나이 지긋한 분들은 젊은 사람들에게서는 볼 수 없는 좀 특별한 운동을 한다. 운동일까? 모를 행위를 운동처럼 한다. 나무에 등을 '퉁, 퉁'치며, 그 울림이 퍼져 나오는 듯 '으흐~, 으흐~' 소리를 낸다.

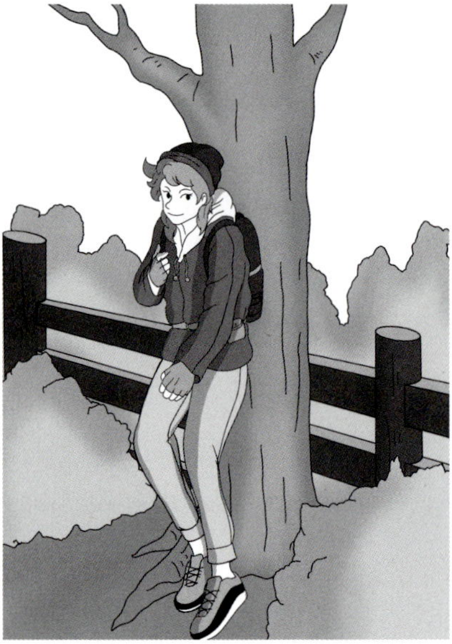
나무나 벽을 등지고 '등'을 '퉁퉁'치는 모습

어르신들은 남들의 눈 따위

에는 관심이 없는 듯 보인다. 나무 하나씩을 꽤 차고 한 동안 안기도 하고 기대며 이내 등을 나무에 '퉁, 퉁' 쳐 댄다. '뭐 하는 거지?', '아프지 않을까?' 하는 생각도 들지만 이내 뭇 사람들은 남 일처럼 자신만의 운동 세상으로 빠져든다.

왜, 등을 나무에 쳐 대는 걸까?, 몸에 도움이나 될까? 아니, 오히려 잘못된 운동 상식과 믿음 때문에 몸을 해치는 것은 아닐까? 조금은 궁금해진다.

등은 가슴의 흉골과 늑골, 그리고 늑골이 뒤쪽 척추 뼈까지 연결되어 형성된 둥근 원통형 모양의 흉곽 뒷부분을 가리킨다. 옆면(측면)에서 흉골과 늑골을 제거하고 본다면 벽돌이 아름다운 곡선 모양을 그리며 층층이 쌓아 올라간 척추뼈의 모습을 볼 수 있는데, 전체적으로 등은 뒤쪽으로 굽은 곡선이

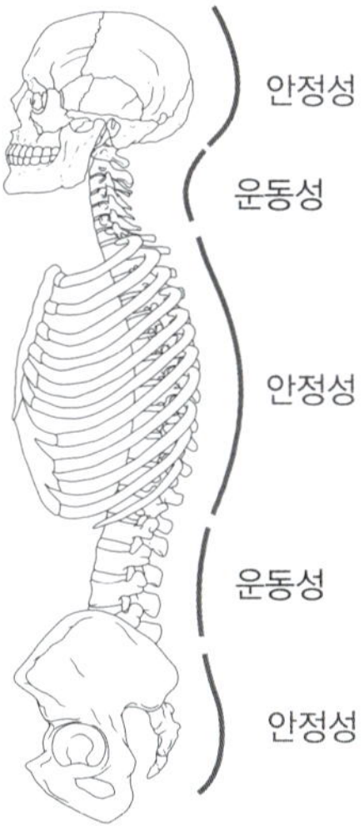


머리부터 엉덩이까지 측면에서 보았을 때 나오고 들어간 곡선의 모습을 그린다. 이것을 척추의 만곡이라 부르며, 각 만곡은 역학적 역할을 수행한다. 뒤쪽으로 둥근 머리, 등, 엉덩이는 안정을, 앞쪽으로 튀어나온 목과 허리는 운동성을 갖는다.

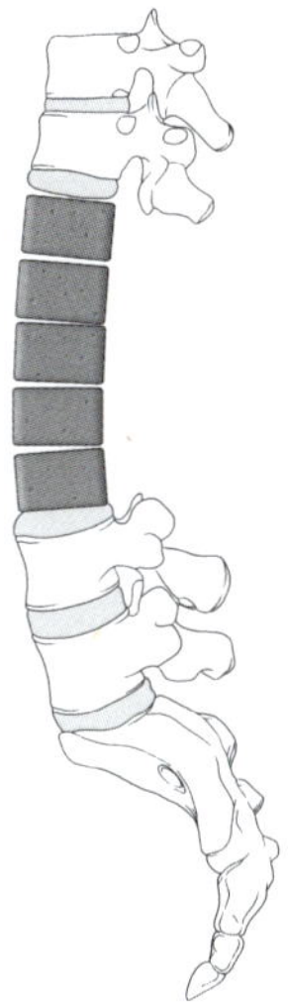

벽돌을 쌓아 올린듯 한 척추 뼈

다. 이를 척추의 만곡이라고 부르며, 참고로 목과 허리는 앞으로 굽은 곡선을 그린다. 두개골과 흉추인 등, 그리고 엉덩이 부위는 뒤쪽에 머물러 둥근 모양을 하고 있다. 머리뼈 아래 척추부터 골반까지의 척추는 이처럼 앞뒤 곡선을 그리며 서로 이어진 연속체로써 척주의 형태를 이룬다.

길게 이어진 척주 중 관심을 끄는 곳은 목과 허리다. 한번 쯤 불편함을 경험했을 만큼 통증에 익숙한 부위다. 그래서인지 척주에 대한 대부분의 관심은 목과 허리에만 치우쳐져 있다.

'디스크래!' 목과 허리 척추의 흔한 문제지만, 아이러니 하게도 등은 목과 허리의 합친 디스크의 수 보다 더 많은 디스크를 가지고 있다. 그런 등에선 디스크 질환을 찾아볼 수가 없다.

왜 척추 뼈 사이의 디스크를 가장 많이 가지고 있어 문제가 될 법 도한 등은 목과 허리에 비하여 통증이나 불편감을 거의 느끼지 못하는 걸까? 혹여 등에 문제가 있다할지라도 '뻐근'하다는 정도의 표현일 뿐, 목과 허리의 통증과는 비할 바가 아닌 얕은 문제만을 호소한다.

목과 허리의 중간, 그 등은 왜 아프지 않는 걸까? 이유는 간단하다. 등은 흉골과 늑골, 그리고 척추와 연결된 둥근 모양의 구조로써 두개골만큼은 아니지만 견고함을 가지고 있다. 늑골은 앞 흉골과 뒤쪽 척추뼈를 기둥삼아 둥굴게 잇고 있는 구조로 좀처럼 그 움직임은 안정적이고 크지도 않다. 호흡할 때 일어나는 작은 흔들림 밖에 없을 만큼 움직임은 고정되어 있기 때문에 디스크를 밀어내거나 디스크를 찢어 내는 회전움직임이 있을 수 없다. 즉, 움직임의 측면에서 보면, 디스크 질환은 과도한 움직임의 반복이 원인이 된다. 그러한 움직임을 등에선 만들어내지 못한다.

목과 허리가 요란하고 고집스럽게 움직이는 동안 그 사이에 껴 있는 등은 그저 자신에게 주어진 견고함 만을 묵묵히 지켜낸다. 급기야는 목과 허리의 움직임이 많으면 많을수록 등은 작은 움직임조차 허락되지 않을 만큼 견고함을 넘어 뻣뻣이 굳어 고정해 버리기까지 한다. 목과 허리가 요란히 움직여 아플수록 등은 목과 허리 사이에 껴 빠근해 죽겠다고 단단히 굳어도 아픈 목과 허리가 먼저지 등은 언제나처럼 외면당하고 있다.

누구라도 그러한 등에 관심을 가지고 목과 허리 사이에 껴 고생한다고 토닥토닥 두드려 주었으면 좋겠다. '너무 힘들지, 알고 있어, 괜찮을 거야!' 하며 공감하는 손처럼, 등을 '퉁, 퉁' 나무에 쳐 등을 위로 해 주었으면 한다. '퉁, 퉁' 그 등의 울림으로 목과 허리에게도 잔잔한 움직임을 하라고 공명처럼 알려주었으면 한다.

나무에 '퉁, 퉁' 등을 치는 행위는 신념을 넘어 척추구조에 너무도 이로운 운동이다.

### (3) 등의 두 얼굴(신경학적 움직임)

"등은 우리 몸에서 넓은 평원과 같은 곳이다. 푸른 하늘과 말이 내달릴 수 있는 아득한 초원뿐, 어디에도 방위를 위한 전략적 요지는 보이지 않는다. 그러므로 타인의 등을 토닥여주는 행위는 공격적이거나 성적인 의미없이 친숙함을 전하는 방법이라고 할 수 있다. 중국인들은 등을 두들겨 포근한 마음을 전하는 일을 '부배(拊背)'라고 했다. 부배는 토닥임이다. 그러나 이 토닥임을 넘어서 손에 힘이 더해지거나 손바닥이 몽둥이로 바뀐다면 상황은 달라진다." 샤오춘레이가 쓴 '등'에 대한 이야기다.

등짝 한번 맞아 보지 않은 사람 있을까. 가슴보다 거칠고 두툼한 근육이 등을 덮고 있는데도 그 찰싹 때리는 손바닥만 생각하면 신경이 곤두선다. 같은 이유로, 위험한 상황을 몸이 알아차릴 때면 가장 먼저 등골이 오싹해진다. 다른 이유지만, 건물이 붕괴되거나 불이나 아수라장이 된 곳에서 구조되어 나오는 사람들에게 한결같이 '등'에 담요를 덮어준다. 더운 여름이나 뜨거운 불구덩이에서 구조된 사람들조차도 '등'에 담요로 감싸준다. 등은 예민하다. 이제는 안전하다고 그 흥분을 가라앉히라는 듯 '등'을 포근하게 감싸준다. 또 우는 아이의 등을 토닥여 스르르 잠들게 하는 곳도 '등'이다.

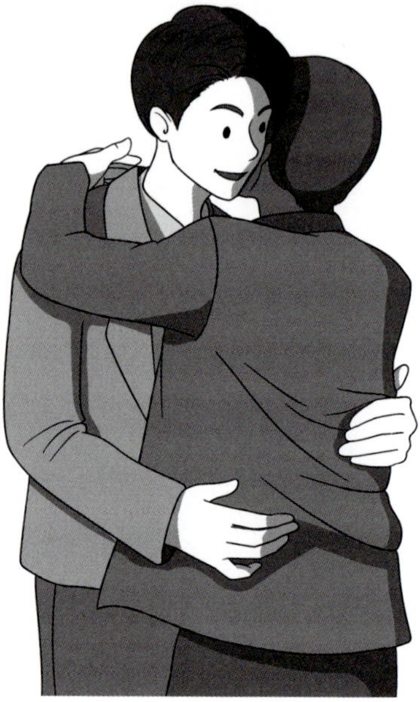

누군가의 아픔을 공감하고 위로하는 행위에서 '등'은 요긴한 부위가 된다.

등은 도대체 무엇이길래, 정신을 바짝 차리게도 하고, 공포스런 흥분과 아기의 울음을 멎게도 하는 걸까? 등이 타협 없는 원시적 감정인 흥분과 안락의 극단적인 두 얼굴을 가지고 있는 이유는 무엇 때문일까?

등에는 자율신경계 중 교감신경이라는 것이 분포해 있다. 자율신경은 의지와 관계없이 내장, 혈관, 분비선(腺) 등의 자율적 기능을 말하며, 자동적인 신경계이다. 이러한 자율신경계는 교감신경과 부교감신경으로 나눠진다. 발생학적 입장에서 보면, 원시적이고 본능적인 교감신경이 척수로부터 먼저 발생을 했고, 이어 뇌의 성장과 함께 부교감신경이 발달한다. 이미 완성됐다 할 교감신경의 투박한 본능들을 뇌의 성숙과 함께 부교감신경이 다듬는 과정으로 자율신경계는 발달한다. 이렇게 교감신경과 부교감신경이 엎치락뒤치락 조율하며 자율신경계의 평형을 유지하며 기능한다.

여기서 등에 위치한 교감신경은 원시적인만큼 흥분과 각성 그리고 활력 등의 본능적인 반응을 일으킨다. 쉽게 화를 참지 못하거나 짜증이 난다거나 공격성을 띠는 것 등의 흥분상태를 교감신경계가 활성 되었다고 할 수 있다. 이 때 등을 토닥여 주는 것은 흥분된 교감신경을 진정시키는 행위가 된다. '너 지금 많이 화가 났구나', '많이 힘들지', '진정해' 처럼 이해하고 있다고 위험하지 않다고 해치지 않는다고 성난 '등'을 쓰다듬는다.

또 '이래도 흥!, 저래도 흥!' 처럼 무료하거나 무력하게 쳐져 있을 때 등짝 한 대면 정신이 번쩍 들게도 한다. 생동감 있는 모든 행위는 교감신경이 작동할 때 가능한 일로 활력을 되찾게 하는 곳 역시 등은 요긴한 부위가 된다.

'등치만 컸지' 하는 소릴 들을 만큼 철없는 등엔 먼저, 살아있고자 하는 공격적 본능이 자리하고 있다. 앞에 있을 얼굴과 가슴, 배의 위험은 손으로 감싸 보호하거나 눈으로 확인 후 피할 수도 있다. 하지만 황량하게 넓은 등은 언제나 뒤에서 위험에 노출된 채 또 뒤에 있어 관심 밖에서 홀로서기를 해야만 한다.

무방비 상태의 등은 스스로를 공격적으로 지켜내야 한다. 생존에 위협이 될 만한 모든 것으로부터 등은 보고 계산하는 의식보다도 앞서 동물적이고 본능적으로 대처해야만 한다.

흥분과 진정의 서로 다른 극단적인 등의 두 얼굴은 본능이었다. 가면 속에 숨어 언제든 뛰쳐나올 '성난 짐승'과 등 따습고 배부르면 세상 걱정없을 '아이의 하품'이 함께 머물러 있는 곳이 등이다.

### (4) 목과 허리 디스크 '등'에서 답을 찾다.

허리를 부여잡고 엉거주춤한 걸음으로 병원을 찾았다. 간단한 환자의 하소연은 얼굴에서 몸으로 넓게 퍼져 굳이 지금의 몸상태를 설명할 필요없이 짐작이 간다. '구부려 보세요. 돌려 보세요. 만진 곳의 감각은 어떻죠?', '네. 검사 좀 해보고 얘기합시다.' X-ray, CT 등 플라스틱 몇 장을 펄럭이며 밝게 켜진 형광등에 비춰본다. '심하진 않지만, '요추 4, 5번 그리고 요추 5번과 천추 1번 사이에 디스크가 좀 문제가 있네요.' 한다.

이와 같은 일련의 검사와 진단과정으로 물리치료나 심하게는 수술로까지 이어진다. 치료든, 수술이든 무리없이 치료가 잘 되어 일상생활로의 복귀라면 다행이지만, 그렇지 못한 경우도 디스크 질환에서는 흔하다. 여기저기 용하다는 곳을 기웃거리며 전전긍긍해 하는 아픈 사람들도 적지 않다.

전체 25개의 척추 뼈 중 경추 1번과 2번 사이를 제외하고, 그 나머지 모든 척추 뼈 사이에는 '디스크'라는 판이 각 척추 뼈 사이에 끼워져 자리한다. 목과 허리 뿐만 아니라 가장 긴 12개의 등 척추 뼈사이에서도 그 만큼의 디스크가 존재한다. 디스크는 각 척추 뼈 사이의 간격유지 및 충격을 흡수하는 역할을 한다. '디스크'라는 말은 본래 해부학적 구조물의 이름이지만, 일상에서는 흔히 손상의 의미로써 디스크를 말한다.

어쨌든 이 수 많은 디스크 중, 디스크 질환이라고 진단 내려지는 곳은 목과 허리다. 또 목과 허리 척추 뼈 중 디스크가 자주 발생하는 부위는 따로 있다. 목의 7개 척추 뼈 중에서는 4~6번 사이, 허리에서는 5개의 척추 중 4, 5번 사이 그리고 허리 뼈 5번과 천추 뼈 1번 사이가 디스크 호발 부위다.

이처럼 디스크 호발 부위는 수 많은 임상적 경험과 의학적 근거를 통한 평균적 진실이지만, 디스크 손상 원인에서 만큼은 모호하면서도 자의적이고 다양하다. 즉, 잘못된 자세라든지, 많이 사용했다든지, 측만증 때문이라든지, 배가 나왔고 갑작스런 체중 증가라든지, 퇴행성 변화 등을 원인으로 쏟아내고 있다. 또한 이를 근거한 갖가지 처방과 치료법들은 이미 발생한 사건에 대해 무마에 급급한 이유가 되며, 다분히 핵심 없는 증상적 처치로 이어지고 있다.

그래서인지 다수의 디스크 질환 환자들은 디스크에 걸리면 고질병이 될 수밖에 없다는 사실을 운명처럼 받아들이고 있는 것 같다. 본래 디스크는 과대 움직임이 핵심이다. 많이 움직여 목과 허리의 구조적 불안정성이 디스크 질환을 일으키는 원인이다. 치료의 핵심은 목과 허리를 안정되게 하고 움직임을 줄이는 데 있어야 한다.

그렇다면 같은 디스크를 가지고 있는 등은 왜 디스크 질환이 없는지를 묻게 되는 이유다. 그것도 가장 많은 디스크를 가지고 있는 등은 디스크 손상으로부터 어떻게 무사한 것인지를 살필 필요가 있다.

질환으로서의 디스크가 발생되지 않는 유일한 척추뼈는 '등' 밖에 없다. '등'의 구조를 이해해 목과 허리를 '등'의 그것처럼 만들어 낼 수만 있다면, 목과 허리는 디스크질환으로부터 벗어 날 수 있다. 목과 허리 디스크에 대한 원인과 답은 '등'을 이해하고 닮아야 한다.

목과 허리의 디스크에 쏟는 관심만큼 등에도 디스크가 있었다는 것을 이제는 눈여겨 봐야 한다.

### (5) 길어서 슬픈 목과 허리

디스크 질환은 결과이지, 원인이 될 수 없다. '등'의 구조에 비추어 목과 허리의 디스크 질환의 진짜 원인을 생각해 본다면, '등'의 고정, 견고, 과소 움직임, 안정에 반하는 것들이다.

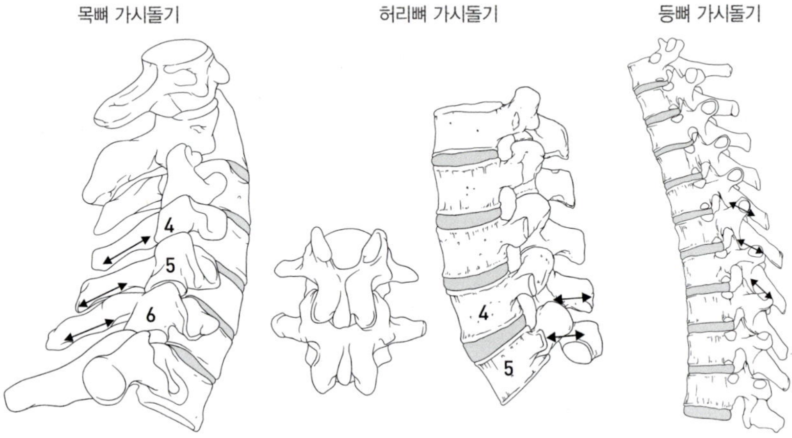

각 척추 뼈의 해부학적 모양에서 움직임을 허용하는 범위가 제한될 수 있다. 등뼈의 가시돌기는 다음 이어지는 척추 뼈를 덮을 만큼 길게 연결되어 움직임을 최소로 줄이며 견고하게 한다. 이에 비해 허리뼈와 목뼈는 그러하지 못하며, 움직임을 과도하게 허용할 수 있는 구조다.

등은 앞으로 복장뼈, 뒤로는 척추 뼈가 있고 그 둘을 잇는 늑골이 있다. 전체적으로 몸통의 앞과 뒤를 늑골의 둥근 형태로 그 빈 공간에 중요 장기들이 가득 자리하고 있다. 늑골은 심장이나 폐와 같은 여린 장기를 보호하려는 듯 갑옷을 두른 것 같다. 등의 각 척추 뼈에서는 긴 가시돌기를 가지고 있다. 긴 가시돌기는 이어지는 다음 척추뼈의 몸통을 덮는 형태로 각 척추뼈들이 서로를 포개지고 덧대여 척추뼈들 간의 움직임마저 제한하는 모양이다. 목이나 허리뼈의 각 척추뼈의 가시돌기에서는 볼 수 없는 등뼈에서만 가지는 독특한 구조다. 몸통은 가히 두개골처럼은 아니지만 호흡을 받아들일 만큼의 부드러운 움직임과 충격에 대한 탄성, 그리고 견고함까지 두루 갖춘 유연한 철옹성이라 할 수 있다.

이처럼 견고한 몸통은 외력에 대해 또는 뒤틀린 움직임으로부터 스스로를 지켜내기에 충분하다. 등 척추 뼈 사이에 층층이 놓인 디스크는 본연의 역할 즉, 뼈의 간격유지 및 충격 흡수조차 신경 쓸 필요가 없을 정도로 안정돼있다.

이에 반해, 목과 허리는 그림에서 보이는 것처럼 위태롭게 블록을 쌓아놓은 듯하다. '목, 허리가 약해서!' 라는 말은 여기에 빗대어 한 말이다. 두개골, 흉추와 흉곽, 그리고 엉덩이는 둥글게 또는 좌우가 서로 연결이 되어 있어 어떠한 식으로 든 움직임을 최소화하고 안정을 도모하는 모양새다. 그 사이사이에 목과 허리가 있다. 목은 두개골과 흉곽사이를, 그리고 허리는 흉곽과 엉덩이 사이를 받치고 있다. 두개골, 흉곽, 엉덩이와 달리 서로 의지할 것 없이 홀로 가냘프게 서 있는 것이 목과 허리다. 노천명의 '사슴' 이라는 시처럼...

"모가지가 길어서 슬픈 짐승이여
,...
어찌 할 수 없는 향수에
슬픈 모가지를 하고
먼 데 산을 바라본다."

길어서 슬픈 목과 허리다. 먼 데 산을 바라보는 것처럼 목과 허리는 이상을 좇는 대로 기웃기웃 대기만 한다. 현실 속에서 주어진 역할과 움직임보다, 목과 허리는 과도하게 이상을 좇는 움직임으로 몸부림치고 실수를 범한다. 운명 같은 구조를 가지고 그것으로부터 현실과 한계에 대한 만족 없이 목과 허리는 분을 넘어 선 움직임을 반복한다. 비틀리고 압박하고 벌어지는 실수를 켜켜이 디스크에 쌓아 놓는다. 그렇게 본연의 움직임을 망각한 목과 허리는 내가 어찌해 볼 수 없는 지독한 상처를 남게 한다. 이것이 목과 허리의 디스크다.

디스크 질환의 원인은 위태로운 구조(현실)와 자기 분에 넘치는 과도한 움직임(이상)을 좇아 비롯된 것이다. 왜 그 부위, 어떤 이유로 삐져나왔는지가 원인이 되며, 그것을 바로잡는 것이 길이 디스크에 대한 치료의 출발점이 되어야 한다.

그렇다면, 목과 허리의 슬픔은 묵묵히 현실 속에서 제 역할에 충실했던 '등'이 갖고 있는 견고함으로 달랠 수 있다. 등의 움직임을 닮음으로써 위태로웠던 목과 허리의 디스크는 안정을 배울 것이고, 요란했던 목과 허리는 자기 분에 걸맞은 경계 속에서 견고한 움직임을 만들게 될 것이다.

### (6) 일자 목(동이 이는 목)

몸의 지형적 위치와 생김새에 따라 그 기능이 어떻다 저렇다 이런저런 이야깃거리를 만들어내는 것은 어렵지 않다. 척추 만곡에서 볼 수 있듯, 머리, 흉곽, 엉덩이는 뒤에 머물러 자리해 있고 둥근 모습이다. 단단한 머리와 흉곽 사이에 목, 견고한 흉곽과 엉덩이 사이에 허리는 그 무게에 짓눌려 앞으로 밀려 휘어진 모양을 취하고 있다.

머리, 흉곽, 엉덩이는 무거운 짐이 되고 목과 허리는 짐에 떠밀

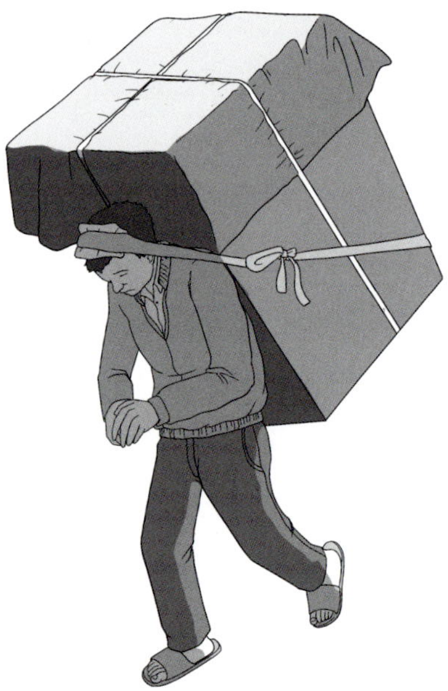

네팔의 짐꾼이 머리에 천을 두르고 짐을 나르는 모습

린 짐꾼이 된 것처럼, 목과 허리는 무거운 짐들을 나르고 있는 것 같다. 짐이 무거워 버겁다면 무게를 줄일 일이지만, 몸이라는 짐(머리, 흉곽, 엉덩이)의 무게는 일정하여 그 무게를 줄이거나 늘리는 것은 가능하지 않다. 그래서 짐을 안전하게 나르기 위해선 짐꾼인 목과 허리의 요령이 무엇보다 중요하다.

짐꾼으로서 목은 가장 손쉽게 쓰이는 부위다. 짐꾼들이 짐을 짓는 목의 모습이 그러하다. 지게를 지는 아버지 그리고 정수리 앞 약간 들어간 곳에 부드러운 천을 대고 짐을 나르는 네팔의 짐꾼들을 보면 뒤가 묵직할수록 목은 더더욱 앞으로 머리를 내밀게 한다. 가파른 오르막 뒤 맞는 급한 내리막에서 자칫 속도라도 붙는다면 지친 짐꾼은 그 짐에 깔릴 위험에 처하게 될지도 모른다. 그래서 발걸음 한발 한발을 힘겹게 내딛기 위해 고개는 더욱 앞으로 숙일 수 밖에 없다.

이처럼 짐을 지기 위해 목을 쭉 뺀 모습이 마치 거북이의 목과 닮아 있다. '거북목'이라는 이름이 붙여질 만하다. 눈은 위로 쳐들고 고개는 내밀고 어깨는 움츠려 들고 허리는 굽은 채 짐에 압도된 모습이다. 내민 머리로 치켜뜬 눈은 뒷목의 근육들을 더 이상 앞으로 밀리지 않게 목뼈마저 뒤로 잡아당

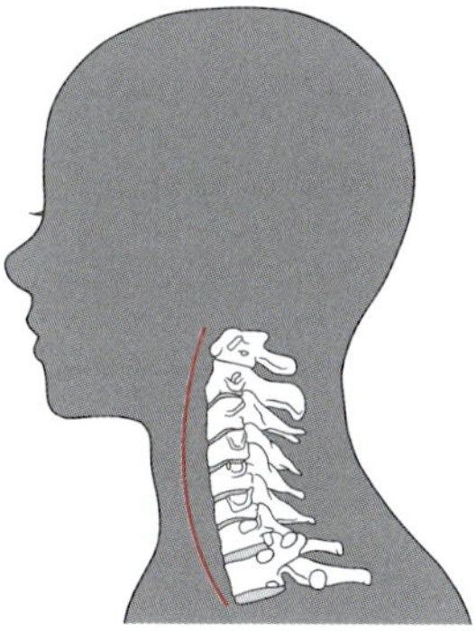

정상적 목의 만곡

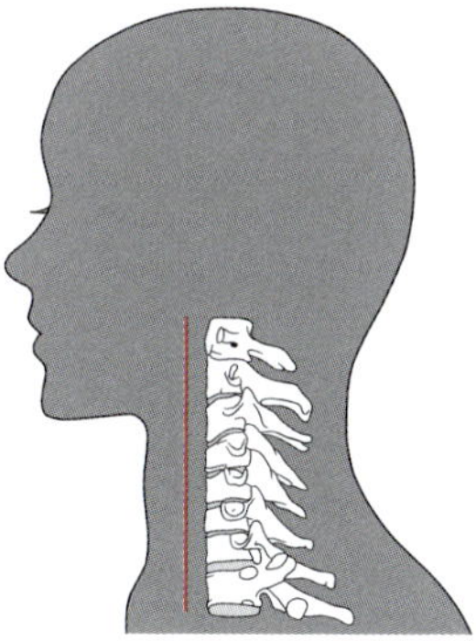

'일자목'이나 뒤로 굽은 목의 만곡

목뼈는 앞쪽으로 굽은 만곡을 그려야하지만, 목에 얹혀진 머리의 짐에 짓눌려 일자 또는 뒤쪽으로 굽은 만곡의 형태로 변해버린다.

긴다. 그래야만 앞으로 향하는 머리의 짐을 목이 온전히 나를 수 있다. 이와 같은 반복이 앞으로 휜 만곡의 목뼈를 뒤쪽으로 잡아당겨 수직으로 서게 만든다. 흔히 말하는 '일자 목'이 된다.

짐을 나르는 일이 아니라도 일상의 생활이 일자 목을 만든다. '텔레비전 속으로 또는 컴퓨터 모니터 속으로 들어가겠다.' 하는 모습이 목에 버거운 짐을 짓게 하는 꼴이다. 그렇게 하루하루 고단한 짐꾼(목)은 짐을 앞으로만, 앞으로만 힘겹게 나르고 뒤로는 쏟아지는 앞으로의 무게를 버텨 내고 있다.

하루 중 얼마나 목과 허리의 뒷 근육을 늘려보았는가? 앞으로만, 앞으로만 치우쳐 쉴 새 없이 짐을 나르지 않았던가! 뒤쪽의 머리, 그 밑에 앞으로 휜 목, 또 다시 둥글게 뒤에 머물러 있는 등, 등을 받쳐 줄 앞으로 떠밀린 허리, 그리고 이 모든 척추의 끝을 역 삼각형 모양으로 뒤에서 받치고 있는 천골(엉덩이), 이들 사이에서 짐꾼인 목과 허리는 짐보다 먼저 지쳐가고 망가질 수 밖에 없다.

예전 동이를 이는 아낙네의 목은 어떠했을까. 머리 위에 똬리를 얹고 동이를 이었던 아낙네는 앞과 뒤 어느 쪽으로도 치우침이 없다. 지금은 확인할 수 없는 일이지만, 동이를 이었던 아낙네의 목과 허리는 있는 그대로의 곡선을 있는 그대로 간직했을 것이다.

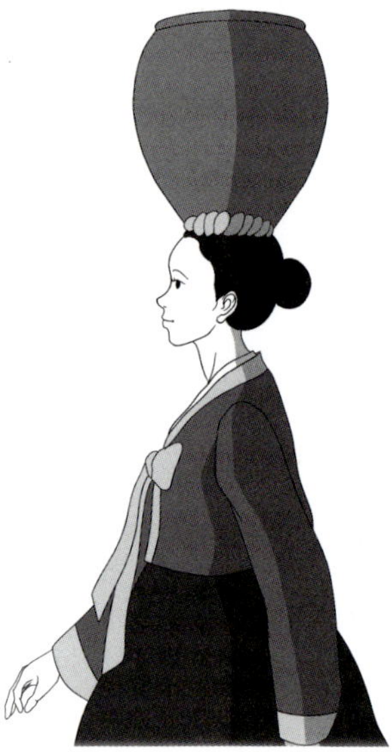

**동이 이는 아낙네의 모습**

네팔 짐꾼의 짐을 짓는 이마 즉, 머리(짐)가 앞으로 이동하는 것과 달리, 동이 이는 아낙네는 머리 위에 짐을 놓고 수직적으로 짐을 나르고 있다. 앞과 뒤 치우침이 없이 짐을 나르는 짐꾼은 일자목이 아닌 앞으로 둥근 정상적인 만곡을 유지할 수 있다.

### (7) 몸통 운동은?

머리에서부터 엉덩이까지 이어진 몸통은 '어떤 운동을 할까?', '어떻게 운동해야 할까?' 몸통이 고작하는 운동이라 고는 목을 돌리고 허리를 구부리고 펴고 돌리는 등의 가벼운 스트레칭 정도일 뿐 딱히 이렇다 할 운동은 없어 보인다. 오랜 자세로 뻐근함과 지루함을 풀어주는 정도의 의미이다. 여기에 좀 더 무게감을 주는 윗몸일으키기가 굳이 몸통 운동이라고 하면 모를까? 몸통에서 운동이란 모습은 쉽게 그려지지 않는다.

사실, 몸통 운동은 빠르거나 요란한 개념의 운동과는 맞지 않은 구조다. 몸통은 지나치도록 복잡하고도 중요한 장기들로 가득한 곳이다. 매 순간 선택과 결정을 고민해야 하는 '뇌', 숨을 내쉬고 들이쉬는 '폐', 쉼없이 뛰어야 하는 '심장', 배속 내장기관과 배 밑으로 이어지는 '생식기' 등을 가지고 있다. 이러한 이유로 이들을 위험으로부터 보호하기 위해 두개골, 늑골, 골반이라는 견고한 구조의 뼈로 덮여 있는 것을 보면, 몸통이 현란한 운동이나 과도한 움직임을 허용하도록 설계 됐을 리가 없다.

몸통은 경박하고 요란한 움직임이란 애당초 어울리지 않는 말이며, 급기야는 운동에서 배제되어야 할 부위가 몸통이다.

애써 운동을 찾는다면, 두개골, 가슴, 골반 보다는 보다 자유롭게 움직일

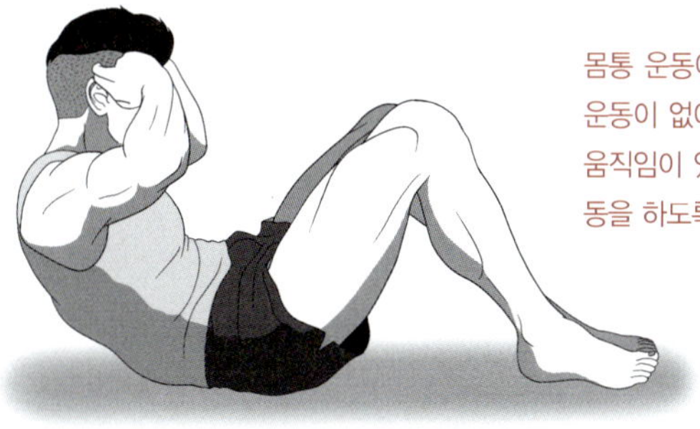

몸통 운동이라 하면 윗몸일으키기 외 달리 특별한 운동이 없어 보인다. 이유는 운동의 개념에서 보면 움직임이 있어야 하지만, 몸통은 움직임을 통한 운동을 하도록 설계되어 있지 않다.

수 있는(좀 더 가동성을 가진) 목과 허리의 움직임들로만 국한되어야 한다. 그러하기에 '목이 뻐근해 질 때, 허리가 묵직하니 무거워질 때' 목을 돌려 풀고 허리를 구부렸다 펴고 비트는 등의 가벼운 동작들은 흔하고 자연스럽다.

그렇다고 하여 목과 허리를 돌리고 비틀어도 무방하다는 뜻은 아니다. 견고한 것들 사이에서의 목과 허리의 과도한 움직임은 치명적인 손상을 낳을 수 있다. 조심해야 한다. 딱딱함(두개골)과 유연한 움직임(목), 또 딱딱함(가슴), 유연한 움직임(허리) 그리고 딱딱함(골반)으로 이어진 몸통에서 눌리고 찢어지고 망가지는 곳은 유연한 움직임 부위이다. 견고하고 딱딱한 곳과 맞닿아 있는 유연한 부위가 손상을 일으킬 수밖에 없다. 그곳이 목과 허리다.

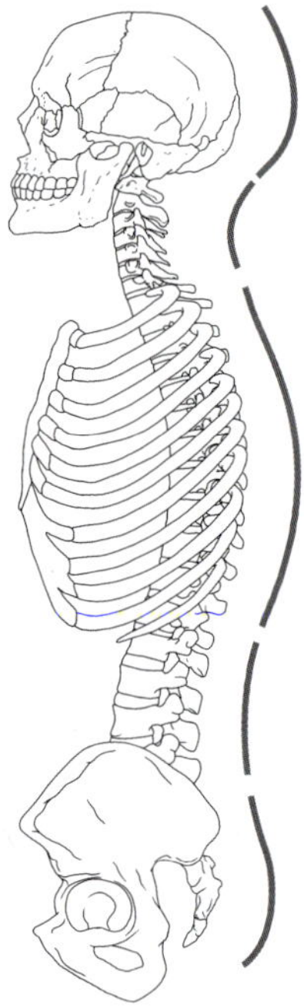

몸통에서 움직일 수 있는 부위는 목과 허리이며, 그 외 머리, 흉곽, 골반은 딱딱하면서도 견고한 구조이다.

예를 들어, 몸통의 딱딱함(견고함)과 유연한 움직임의 구조를 닮은 형태는 일상의 가전 기구들에서 흔히 볼 수 있다. 충전기와 다리미의 몸통(딱딱함)과 그와 연결된 코드선(움직임, 유연함)이 몸통구조와 같다. 다리미는 몸통 그리고 전원과 연결된 선으로 이루어져 있다. 다리미 몸통을 몸의 두개골, 늑골, 골반이라는 견고한 구조로 생각할 때, 이와 연결된 전선은 다리미 몸통을 자연스럽게 움직이게 하는 목과 허리의 역할을 한다.

여기서 유심히 볼 것은 서로 다른 구조들의 만남이다. 견고함과 유연함 사이에 즉, 다리미 몸통과 코드선 사이 접점이 되는 부위에 코일을 감아 좀 더

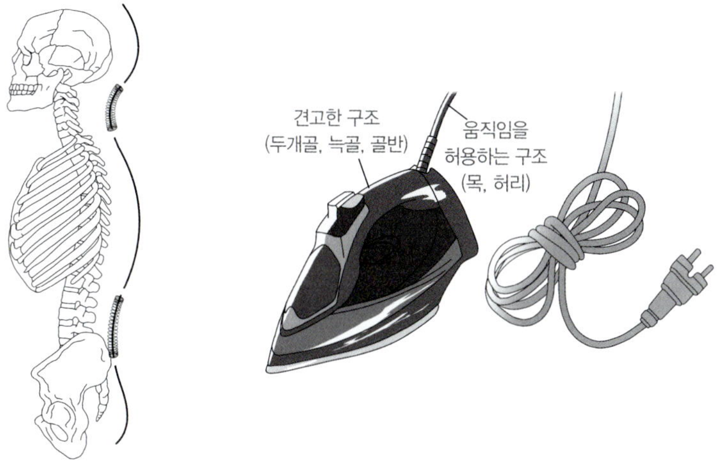


견고함과 유연한 움직임을 만드는 그 연결부위의 보강. 그곳에 코일이 감겨 다리미선이 끊어질 것을 대비한다. 이와 마찬가지로 목과 허리엔 다리미선의 코일과 같은 보강을 필요로 한다.

보강을 하고 있다. 코일은 잦은 움직임으로 인해 연결 부위가 닳거나 끊어짐을 대비한 것이다.

마찬가지로 두개골과 늑골사이를 잇는 목, 늑골과 골반 사이에 접점이 되는 허리는 코드선과 같은 역할을 한다. 이곳에는 견고한 것(두개골, 늑골, 골반)을 움직일 때 닳고 끊어지는 위험에 대비하여 코드선과 만나는, 즉, 목과 허리와 접점을 이루는 부위에는 끊어질 것을 대비한 코일이 감겨 있어야 하지만 안타깝게도 없다. 이러한 몸통구조라면, 코일이 감아 있지 않은 목과 허리는 조심스럽게 움직일 수 밖에 없다.

목이나 허리의 문제는 움직이지 않아서 오는 뻣뻣함과 무거움, 또는 지속적인 한 자세의 고정으로 인한 답답함이 아니다. 유연성이 떨어져서도 아니다. 혹 그런 것이 문제라면 움직임으로 쉽게 해결될 수 있다.

오히려 코일의 보강 없이 목과 허리를 마구 움직이고 흔드는 데 문제가 발생한다. 그래서 목과 허리에 정작 필요한 운동은 쉽게 닳고 끊어질 것에 대해 대비하는 다리미의 코일과 같은 운동이여야 한다. '얼마나 많은 횟수로 움직였는지', '얼마만큼의 무게를 들었는지'와 같은 반복 횟수나 무게에 대한 운동법은 몸통에게는 맞지 않다.

만일 '환자분은 배가 나와 허리에 무리를 주게 되니, 윗몸일으키기기를 하루에 20회씩 3세트를 꼭 하셔야 합니다!' 라고 던지듯 병원이 말한다면, 그 병원은 다리미코일의 의미를 모르는 것이고 목과 허리의 본래적 문제를 생각지도 않는 병원이다.

왜냐하면, 우리가 생각하는 윗몸일으키기란 단지 숙제처럼 '1분에 몇 회' 만을 반복할 뿐이다. 이런 식의 윗몸일으키기는 목과 허리에 과도한 움직임만을 부추기며, 끊어질 것 같은 상황을 더욱 악화시키게 할 것이다.

윗몸일으키기는 '횟수가 아닌 유지를, 움직임이 아닌 견고한 고정'을 목적으로 해야 하는 운동이다. 결과적으로, 몸통 전체의 운동이란 안정과 견고함 밖에는 없다. 안정과 견고함의 속성을 이해한다면, 몸통 운동은 요란할 수 없다.

## 2. 몸, 그 움직임 ——— 팔 다리

### (1) 안는 사랑, 차는 이별 Ⅰ

손은 뇌의 명령을 완성시키는 도구로써 원하는 무엇이든 손을 뻗어 움켜쥐고 뇌 가까이 또는 뇌가 느낄 수 있도록 가장 먼저 움직이는 부위다. 뻗은 팔이 목표에 닿지 못할 때 그곳이 어디든 달려가는 두 다리도 있다.

이들 팔다리의 움직임은 하나같이 뇌의 명령에 따른 것이지만, 그 역할적 부분에서는 서로 다른 방식으로 이뤄져 있다. 팔다리의 서로 다른 우세한 기능의 조합이 뇌가 만족하는 전체적인 움직임을 완성시키는데, 팔은 안는 기능을, 다리는 차는 기능이다.

먼저, 손과 팔은 욕망의 지시에 따라 움켜쥐고 끌어안아 기어코 내 것으로 취하는 움직임의 도구로서 역할을 한다. 때론 손과 팔이 저 멀리 뻗어 펴는 경우도 있겠지만 이 역시 갖고자 하는 욕망의 과정일 뿐으로 굽힘이 최종 목표가 된다. 혹 거부의 의미로 밀쳐내고자 하는 펴는 손짓 역시 강력한 의지의 표명이라 할 수 없다. 손과 팔은 안는 것을 기능적으로 최적화되어 있다.

손과 팔이 안는 것을 잘하는 만큼 알통을 만드는 일은 어렵지 않다. 알통은 팔꿈치를 구부리게 하는 주요 근육으로서 이두박근(위팔두갈래근)의 작용이며, 이 굽힘 근육은 어렵지 않게 단련이 가능하다. 그러나 알통 뒤쪽에 있는 삼두박근(위팔세갈래근)이라는 근육은 펴는 운동을 꾸준하게 하지 않는 한 앞쪽의 알통처럼 불끈 힘이 들어가게 하는 것은 쉽지 않은 일이다. 손과 팔의 기능은 구부리고 안는 것이며, 펴는 것이 익숙하지도 않고 단련도 어렵다.

단련이 쉽고 기능적으로 우세하다는 것은 숨 쉬고, 빨고, 삼키고, 배설하는 생존의 필요한 행위처럼 이미 태어날 때부터 정해지고 고정된 것을 의미한다. 살아가는 내내 그와 같은 기능의 사용으로 더욱 단련되고 굳어진다. 따라서 손과 팔은 굽힘 밖에는 모른다.

여기에 본능적 욕망(뇌)과 더해지면 손과 팔의 안는 기능은 더욱 강력해진다. 누군가 와락 안을 때 뿌리치기 힘들다. 이것은 힘의 세기를 의미하기보다는 본능적 욕망이 더해짐으로써 더욱 강렬한 손과 팔의 안는 힘을 부추기기 때문이다. 동등한 기능적 힘일 때, 밀치는 손과 팔은 갖고자 하는 본능적 욕망이 더해진 손과 팔에 굴복 당할 수 밖에 없다.

좋든, 싫든 간에 일단은 내 것으로 취하고자 하는 것이 손과 팔이다. 두 손을 모아 합장하고 기도하는 하는 것이 어떤 의미일까? '손발을 묶어 놓다!' 라는 말도 있다. 그렇게 두 손은 탐욕스런 욕망의 손짓과 함께 끊임없이 구부리고 안는 기능만을 갈망한다.

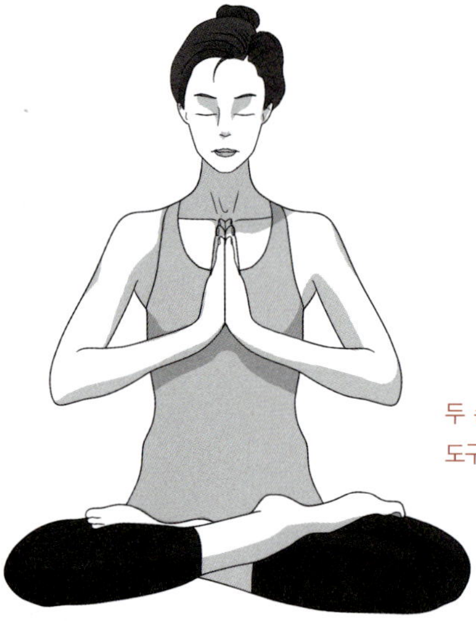

두 손 모아 합장한 손은 더 이상 욕망의 도구가 되지 못한다.

### (2) 안는 사랑, 차는 이별 II

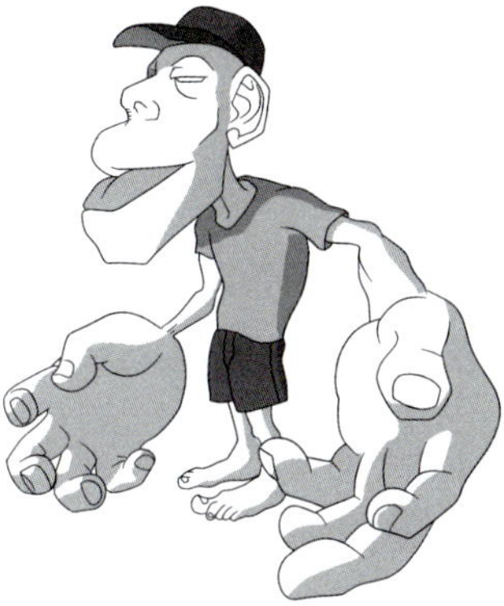

호문쿨루스

손과 달리 발과 다리는 어떠한 기능을 할까? 발과 다리는 무딘 감각으로 오롯이 서 있는 탑의 밑동처럼 몸 저 멀리서 꾸밈도 없고 손처럼 욕심도 없어 보인다. 그래서인지 발과 다리는 차갑고 도도해 보이기까지 한다.

하지만 실상 다리는 왜소하고 초라한 부위다. 호문쿨루스(homunculus)* 그림에서 볼 수 있듯, 발과 다리는 머리와 혀 그리고 손에 비해 그 감각과 운동영역이 현저히 작다. 손에 비해 민감하지 못한 발과 다리는 대뇌를 크게 자극하지도 못하고, 운동을 일으키는 신경신호 역시 다리 두께와 길이에 비해 현저히 왜소하기만 하다. 1개의 신경이 10개의 근육섬유 가닥을 지배하는 손이나 섬세한 눈 움직임의 조절력에 비해, 발과 다리는 1개의 신경만으로 500~1,000개의 근육섬유 가닥과 연결되어 있어 뭉뚱한 움직임만을 하라 한다. 손이나 눈처럼 세밀하고 섬세한 움직임과는 거리가 먼 신호만으로 움직임을 한다.

단순하고 무딘 움직임일 수 밖에 없는 발과 다리다. 일상의 경험처럼, 떨어지는 낙엽마저 잡을 수 있는 손, 쌓인 낙엽을 밟고도 의식하지 못하는 우

* 호문쿨루스(homunculus) – 라틴어로 '작은 인간' 이라는 뜻이다. 뇌가 기능적인 면에서 조직화된다는 것을 발견하고 이것을 신체부분들이 실제의 크기가 아니라 감각의 지배정도와 숙련된 동작을 담당하는 비율에 따라 크기를 달리하여 그려진 그림이다. 즉, 뇌에서 몸의 각 부분이 차지하고 있는 면적을 사람의 형태로 복원했을 때 이상하게 생긴 난쟁이(homunculus)가 된다. 머리와 손이 크고 이외의 부위가 작은 인형의 그림을 호문쿨루스라 한다. 또한 뇌의 영역은 감각과 운동을 담당하는 영역으로 나누는데, 호문쿨루스도 감각 호문쿨루스, 운동 호문쿨루스로 구분할 수 있지만 감각 호문쿨루스에서 손이 좀 더 큰 것을 제외하면 형태상 큰 차이가 없는 편이다.

직한 발은 서로와 너무도 다른 감각과 운동 기능을 가지고 있다.

발과 다리는 우뚝 서 차는 기능을 본능적으로 타고 났다. 다리는 엄마의 배 속에 있을 때부터 차기를 반복하고 연습한다. 태어나 땅을 딛고 서기까지 1년이라는 시간이 걸리며, 이어 땅을 박차고 뛰는 데까지는 6개월이라는 시간이 더 걸리지만, 느렸던 만큼 땅을 박차고 올곧게 서기와 걷기는 흔들림이 없어 보인다.

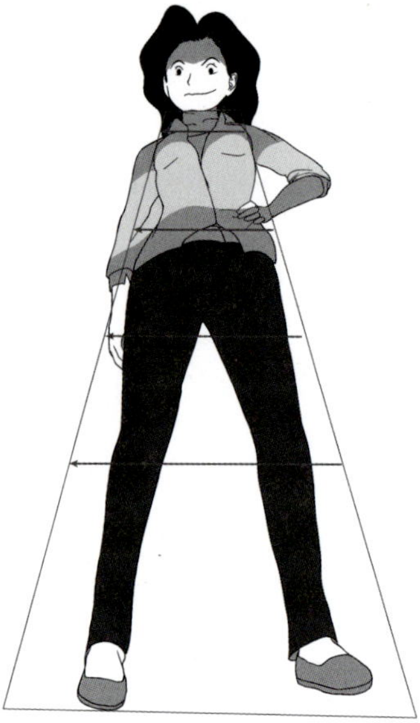

높게 쌓아 올린 탑의 밑둥처럼 견고하면서도 안정적이여야 하는 다리

딛고 서기, 차고 뛰는 행위는 구부리는데 어려움을 겪을 만큼, 펴는 것에만 몰두 한 움직임이다. 손을 펴는 것은 몸쪽으로 가져오기 위한 과정인 것처럼, 다리의 구부리기는 펴기 위한 순간적인 과정일 뿐 발과 다리는 차고 펴는 기능으로 단련되고 굳어지면서 굳은 살이 박히도록 서 있는 것을 멈추지 않다.

그래서 인지 냉정하고 투박하기까지 한 움직임으로 오롯이 서 있는 발과 다리를 표현하곤 한다. “그 사람한테 차였어?”, “내가 찼어!” 하며 사랑했던 사람과의 헤어짐에 대해 매몰찬 단절과 함께 마지막 자존심이라도 세우려는 듯 ‘찼다’ 라는 말을 쓴다. 내게서 짓밟혀지고 멀리 버려질 때, 발과 다리의 폄 기능을 되내인다. 거칠 것 없이 단호한 폄이 발과 다리의 기능이다.

이렇게 보면, 우리네 사랑과 이별은 안는 손과 차는 발의 그 기능과 너무도 닮아 있는 듯하다.

### (3) 팔다리의 역학적 벌

잘못을 하거나 죄를 지은 사람에게 주는 고통' 또는 행위를 금지하기 위해서, 또는 습관을 파기하기 위하여 주는 불쾌한 자극이 '벌'의 사전적 의미다.

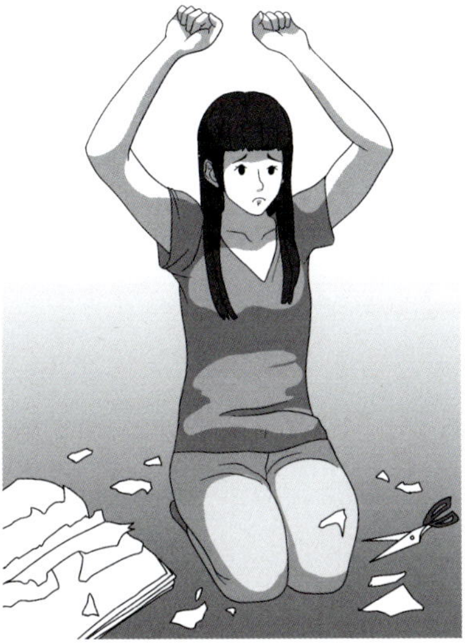

팔과 다리에 주어지는 벌은 팔다리에게 고통을 주어야 한다. 팔은 펴게 하고, 다리는 구부리게 하는 자세가 그것이다.

요즘 '사랑의 매는 없다(앨리스 밀러).'며, 체벌에 대한 부정적 측면만을 강조하고 있지만, 오래전 숙제를 하지 않아, 준비물을 깜박해 '뒤에 가서, 무릎 꿇고 손들고 있어!' 하는 벌은 향수(鄕愁)처럼 느껴진다. 펴서 올린 두 팔은 아령을 하나씩 들고 있는 듯 금세 무거워지고, 피가 통하지 않아서인지 꿇은 무릎은 저리고 쥐가 나 꼼지락 되던 내내의 시간이 팔과 다리에겐 고통스런 벌이었다.

통증(pain)의 어원도 벌의 의미다. 통증의 어원인 '포이나(poena)'는 통증(pain), 처벌(punishment), 형벌(penalty) 등의 뜻을 품고 있다. 살아있음으로 인해 고통 받는 존재라는 철학적 의미의 포이나는 다소 우리 일상생활과 멀어 보이지만, 육체적 고통을 통해 다음에 있을 숙제나 준비물을 잊지 말라는 경고로서의 벌은 곳곳에서 여전히 효과가 있다. 보다 나은 일상을 위해, 살아 있음으로 저질러 질 수밖에 없는 잘못들, 느슨해졌던 마음을 가다듬고 바로잡게 하는데 벌은 꽤나 많은 부분에서 채찍의 역할을 하고 있다.

벌은 고통스러울 때 제 기능을 한다. 구부리는 것을 잘하는 팔과 서 있기

만을 고집하는 다리는 각자의 기능에서 팔을 구부리고, 다리를 펴는 일은 쉽고 자연스럽다. 이런 팔과 다리에게 줄 수 있는 벌은 이와 반대가 되는 경우야 한다. '뒤에 가서, 무릎 꿇고 손들고 있어!' 라는 벌은 팔다리에게 주는 가장 보편적이며 고통스런 벌이 된다. 머리 위까지 쭉 뻗어 들게 한 팔, 무릎은 90도로 구부려 기마자세의 굽힘을 취하게 한다. 지각한 학생들에게는 머리 위로 가방을 들게 하고 오리걸음을 시켰던 벌은 생각만으로도 끔찍하다. '이쯤이야!' 하겠지만, 5분, 10분을 채 넘기기도 전에 다시는 숙제를, 준비물을, 지각을, 떠들지 않겠다는 다짐을 온 몸에 고통스럽게 새긴다.

특히, 다리에게 주어진 굽힘 벌은 더 없이 힘겹다. 스피드 스케이팅 중 최장거리 종목은 남자 10,000 m 경주로 스피드와 지구력을 요하는 경기다. 처음 선수들의 자세는 벌을 서는 기마자세와 같다. 무릎을 굽힌 허벅다리는 바닥과 수평이 되게 하고 몸은 그 허벅다리와 맞닿을 정도로 가깝게 웅크린 자세를 취한다. 무릎을 굽힌 만큼 폭발적으로 차는 힘을 낼 수 있기 때문에 벌의 기마자세보다 무릎은 낮게, 허리는 구부린 채 출발한다. 400 m 트랙을 25바퀴를 돌아야 10,000 m가 된다. 한 바퀴, 두 바퀴, 바퀴가 거듭될수록 처음 웅크렸던 허리며 무릎은 처음 자세와 달리 점점 높아진다. 지치고 힘들수록, 더욱 두드러지게 상체를 들어 올린다. 상체가 세워짐에 따라 구부렸던 무릎을 펴게 한다. 무릎을 펴, 다리의 고통에서 벗어나고자 한다.

그렇게 팔에겐 펴는 벌을, 다리에겐 구부리는 벌이 맞다. 팔은 안는 것을 잘하기에 펴는 것을 어려워한다. 다리는 펴는 것을 잘하여 구부리는 동작인 계단을 내려간다든지, 쪼그려 앉는다든지, 오리걸음을 힘들어 한다.

어렵고 힘들수록 그 움직임을 기피하기 마련이다. 문제는 손발의 주 기능이 어찌 되었든 간에 할 수 있는 기능이 있다면, 그 기능 모두를 충실히 따를 때 손발은 건강한 기능을 한 것이다. 팔다리가 기능적으로 굽힘과 폄을 모두

다 할 수 있지만 귀찮고 어렵고 벌과 같이 힘들다는 이유로 팔은 굽힘만을, 다리는 폄만을 편식처럼 한다면, 언젠가 팔다리 기능의 불균형적 약화로 몸의 이상을 가져오게 될 것이다.

'뒤에 가서, 무릎 꿇고 손들고 있어!'는 팔다리의 편식적 기능에 대한 채찍이며, 역학적인 벌이며, 운동이다.

### (4) 손은 뇌, 다리는 손을 위한 도구 I

아기는 세상에 눈 뜨는 순간부터 모든 것들을 경험하려는 듯, 허공을 향해 손짓을 멈추지 않는다. 이내 손에 움켜진 물체를 맛이라도 보려는 듯 본능적으로 입으로 가져간다. 먹기 위해서가 아니라 느끼려 한다. 물체의 모양과 색깔, 크기, 촉감 등을 입술과 혀로 꼼꼼히 탐색하고 맛을 본다.

손과 입술 그리고 혀로 이어지는 물체에 대한 반복적 자극에 따라 뇌가 지배하는 손과 입술, 혀의 영역(homunculus)들은 학습하고 기억하며 성장하고 발달한다. 손이 물체에 관여하기 전까지 아기에게는 입술과 혀의 감각과 운동이 전부였다. 손이 더해지면서부터 폭발적으로 입술과 혀는 다양한 경험들을 가능케 한다.

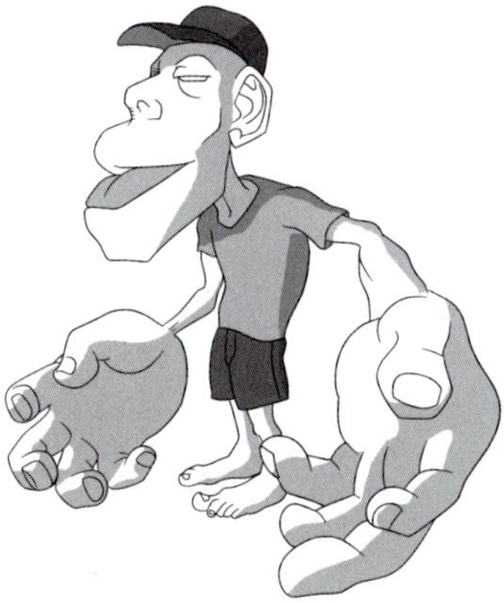

호문쿨루스에서 손과 입술, 혀의 영역이 기능적으로 크게 묘사된 것은 뇌의 발달과 자극에 절대적이라는 의미이다.

손은 뇌의 호기심이 멈출 때까지 눈에 띄는 주변의 모든 물체들을 입으로 혀로 나르는 일을 쉬지 않는다. 하나의 물체에 대한 욕구가 사라지면, 또 다시 새로운 탐구를 위해 손은 분주해진다. 손이 닿을 수 있는 것들의 탐닉이 끝나면, 뇌의 흥미도 사라진다.

이제 손은 뇌의 만족을 위해 더 넓은 세상으로 걷기를 시작해야만 한다. 일방적으로 지어 주는 피동적 사물에 대해 만족할 수 없는 뇌는 손을 바깥으로 뻗어 비틀고 돌린다. 닿을 것 같지만 닿지 않는 것들을 가지려 몸을 기울리고 손을 최대한 길게 뻗는다. 움켜쥐었던 손은 돌림으로 자신의 영역을 확장해가듯 점차 바깥으로 몸에서 멀리 뻗어나간다. 멀리 있는 것을 내 몸 가까이 가져오기 위해선 벌리고 놀리는 방법 밖에 없다.

이 같은 손의 바깥 돌림에도 여전히 뇌는 만족할 줄 모른다. 손을 바깥으로 벌리고 몸을 비틀어 보지만 닿을 수 없다. 엄마 품으로부터의 독립, 엉금엉금 기어서라도 새로운 그곳에 닿고 싶다. 처음 기기는 어색한 포복에 가깝다. 배를 방바닥에 붙이고 좀처럼 앞으로 나아가지 못하지만, 한 번 두 번 달콤한 만족과 호기심이 기기의 속도를 높이고 배를 떼 네발로 기면서부터 그 속도는 몰라보게 빨라진다. 눈길은 이제 저 높은 곳을 향한다. 두 다리로 설 수만 있다면, 박수와 환호성으로 용기를 얻어 지구를 들어 올리는 듯 몸을 일으켜 두 발로 선다. 엉거주춤 넘어지고 또 일어서 주저 앉고를 반복하

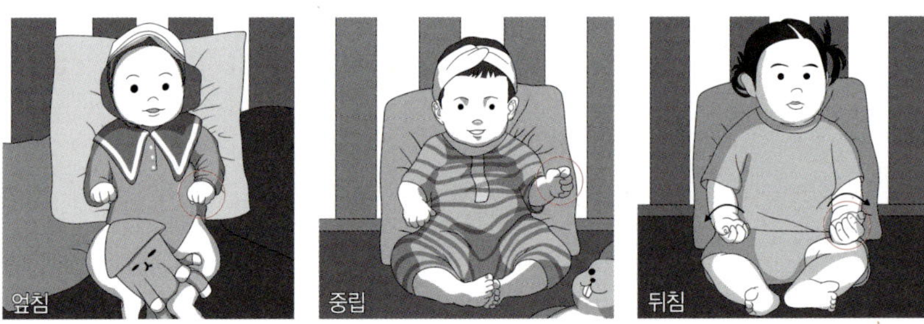


손의 엎침과 중립, 그리고 뒤침 동작은 순차적인 운동발달로 나타나는 움직임이다. 이 중 최종 단계인 뒤침 동작은 손의 기능적 범위를 가장 넓고 멀리 뻗을 수 있게 하는 동작이며, 몸에서 멀어지는 바깥 돌림의 회선적 움직임을 만들어 낸다.

며 기어코 한발을 뗀다. 한동안 뇌의 다급한 욕구에 미처 두 다리가 쫓지 못해 넘어지기도 하겠지만, 이내 두 다리는 자기 키보다 높은 곳을 향해 까치발까지 들게 한다.

손의 자연스런 탐구는 걷고 뛸 수 있는 두 다리의 이동능력으로 완성된다. 이제 거칠 것 없다. 험한 곳이라도 마다하지 않고 새로운 것을 향해 달려가는 두 다리가 있어 뇌는 끊임없는 상상의 나래를 펼 수 있게 된다.

### (5) 손은 뇌, 다리는 손을 위한 도구 II

손발을 맞춰가듯 뇌와 가까운 손과 몸을 나르는 다리는 서로에게 의지한 채 뗄레야 뗄 수 없는 동반자가 된다. 손은 뇌, 다리는 손을 위한 이동의 도구로써 아무런 문제 없이 살아간다.

하지만 다리의 이동보다 앞서 과거 그랬던 것처럼 손으로 긴다든지, 귀찮고 게을러 다리를 쓰지 않거나 또는 약화나 노화라는 핑계로 걷는 다리의 역할과 기능을 소홀히 한다면 순조로웠던 이 모든 관계는 깨질 수 밖에 없다.

손과 발이 서로 뒤죽박죽되어 자기네들의 본연의 역할을 잃게될 때가 많

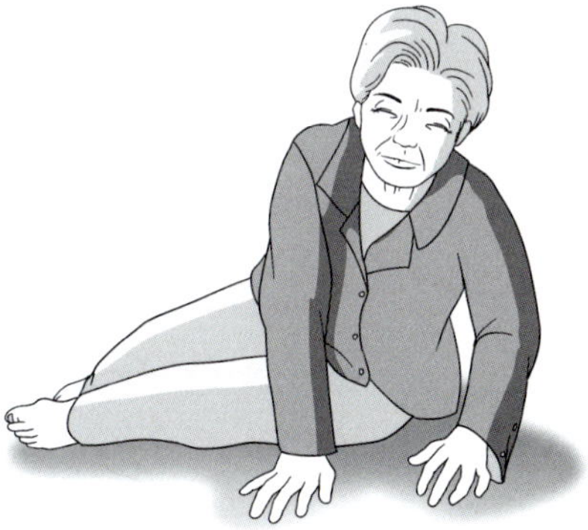

약화든, 게으름이든 다리의 쓰임 없이 대신 손으로 몸을 끌어 이동하는 것은 손이든, 발이든 서로에게 저주가 된다.

아지면서 부터, 손은 더 이상 뇌만을 위한 도구가 되지 못하고, 굳은 살 투성이의 발처럼 손이 두 다리를 대신해 걷기도 한다. 또 장애가 있는 것도 아닌데 다리를 쓰임없이 방치할 때면 손은 그저 다리처럼 이동수단의 도구 밖에는 되지 못한다.

'굽은 발로 절룩거릴지라도 그 자신이 아니라 자기 일을 자랑스러워하는 헤파이스토스(불과 대장간의 신)처럼, 우리 자신에게서 발견할 수 있는 가장 존엄한 인간의 모습이 바로 그일 일 것이다.' 라고 리처드 세넷* 은 손으로 이뤄내는 고귀한 뇌의 창조성을 강조하고 있지만, 손이 다리의 기능으로 내몰린 순간 창조성은 커녕 머지않아 땅속으로 들어갈 연습이라도 하려는 듯 방바닥과 가까워져 간다. 그런 생활로 하루하루 반복될 때 방바닥을 손으로 기면서 차고 일서는 다리의 기능은 더욱 약해진다. 쓰지 않은 다리는 죽음의 무리**에 속한 듯 차가워 지고 무거워져 일어서기 조차 포기할지도 모른다.

손은 뇌와 같다. 다리는 그 손을 위한 충실한 도구였다. 쓰지 않아 녹슬어 가는 두 다리를 잃고서 '왜 몸이 낫지 않느냐고' 외치는 것은 사용해야만 하고 사용할 줄 모르는 도구들만 창고 여기저기에 가득 쌓아 두었기 때문이다.

---

* 리처드 세넷(Richard Sennett)은 뉴욕 대학교와 영국 런던정경대 사회학과 교수로 장인(현대문명이 잃어버린 생각하는 손)이라는 책에서 인간의 손으로 빚어낸 결함과 불규칙성의 아름다움에 대한 가치 창조를 그려내고 있다.

** **죽음의 무리**

부드럽고 약하고 여린 것은 삶의 무리요,
강하고 딱딱하고 단단한 것은 죽음의 무리이다.

장차 거두어들이려면 반드시 먼저 베풀어야 하고,
장차 약하게 만들려면 반드시 먼저 강하게 만들어 주어야 하며,
장차 없어지게 하려면 반드시 먼저 흥성하도록 해주어야 하고,
장차 빼앗으려면 반드시 먼저 주어야 한다. – 노자(老子)

### (6) 손은 새로운 것을, 다리는 옛 것을 |

아기는 목을 가누고, 몸을 뒤집고 기고 앉고 서서 그리고 아장아장 걷기까지 1년이 넘는 시간이 걸린다. 흥미와 호기심 그리고 욕구라는 의식상의 시도들로부터 신체 기능의 학습과 반복적 연습, 그리고 뇌가 기억하고, 기억된 것들을 자동으로 풀어내기까지 오랜 시간을 필요로 한다.

배고픔, 갈증, 위험을 피하고자 하는 움직임들과 같은 생명유지 기능만을 가지고 태어난 인간의 몸은 여리고 보잘 것 없는 존재지만, 학습이라는 내재된 무한한 가능성과 변화를 갖는다는 점에서 고정되고 틀에 박힌 운동력을 가진 다른 동물에 비해 그렇게 불리하다거나 약한 존재로 볼 수는 없다.

무한한 가능성과 변화를 위해 인간의 팔다리는 각자의 역할에서 서로 최선의 움직임을 만들어내고 예측할 수 없는 수 많은 위험의 상황들 속에서 적응과 극복이라는 성공적인 운동능력을 키워나가야만 한다. 그러나 손이 새로운 것을 끊임없이 탐하여 뇌의 욕망을 채우기만 한다든지, 다리는 타고난 역할만을 고수해 펴기만을 고집한다면, 동물의 그것처럼 손과 발은 고정되고 틀에 박힌 움직임의 반복만이 있을 것이다.

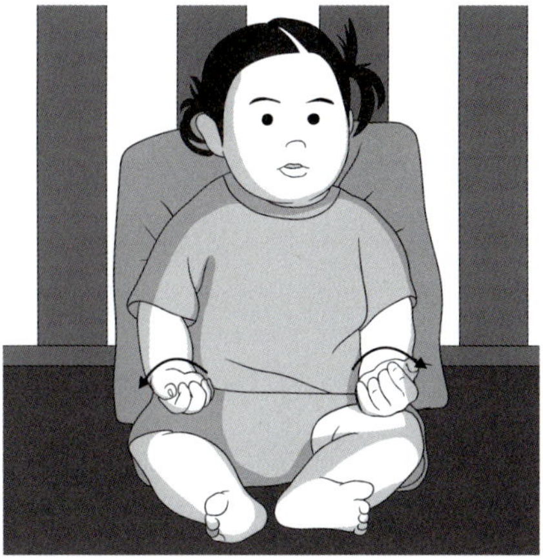

모든 상지의 문제는 바깥 쪽으로 돌리고 뻗는 뒤침동작의 과도한 반복으로 나타난다.

운동 발달단계 중 손의 움직임은 엎침(pronation) 상태에서 중립(neutral), 그리고 뒤침(supination)상태로 발달한다. 시기적으로 뒤침인 바깥쪽 돌림이 손 움직임의 가장 세련된 동작이며, 최종 단계다. 엄마 뱃속에서부터 엎침상태의 손 동작에서 태어나 무한한 가능성의 뻗침을 나날이 배워나간다. 손에서 시작하여 손목과 팔꿈치로, 또 어깨로 이어지는 비틀고 벌리고 뻗어 자기로부터 멀어지는 벌림 움직임을 반복한다. 뒤늦게 그리고 쉽지 않은 동작들로 손의 움직임은 날 새는 줄 모르게 확장해 간다.

욕심이 지나쳐 손의 뻗침 움직임이 과했을까! 손과 팔의 문제는 모두 다 뒤늦게 배운 동작들로부터 발생한다. 엄지를 벌리고 올릴 때의 손목의 아픔[드퀘르벤 질환(De quervain's disease)], 손목을 바깥 그리고 위쪽으로 올릴 때의 팔꿈치의 염증[외측상과염(테니스 엘보)], 팔을 옆으로 벌리지도 못하고 바깥으로 돌릴 때의 어깨의 통증[유착성 관절낭염(오십견)] 등이 그것이다. 손과 팔의 문제는 손의 지나친 뻗침 움직임이 원인으로 모두 뒤늦게 배운 움직임이고 은유적 표현이지만, 뇌의 배고픔을 채우고자 손이 분에 넘치는 뻗기를 반복한 탓이다.

손목, 팔꿈치, 어깨의 통증은 내 몸에서 멀리 바깥으로 뻗고 비틀었던 손과 팔의 새로운 경험들을 내려놓게 한다. 엄마 품에 있을 때의 손처럼 몸 가까이 엎침 상태로 되돌아오게 한다. 손과 팔의 아픔은 새로운 것을 너무 탐닉한 나머지 겪게 되는 벌이다. 손과 팔의 통증은 처음으로 돌아와 엎침의 상태로 절제된 움직임을 배우라 한다.

### (7) 손은 새로운 것을, 다리는 옛 것을 II

한편 손의 새로운 탐닉과 달리 다리는 오히려 본능적으로 타고난 행위만을 지나치게 고수하고 집착하여 재앙이 된다.

관능적 접촉이나 기계적 조작이나 악기를 연주하는 섬세하고 복잡한 손의 기능과는 거리가 먼 다리는 오롯이 서 있기 만을 고집한다. 뱃속에서부터 차고 뻗는 연습으로 단련된 다리는 몸뚱이를 지탱하고 주저앉지 않도록 뻣뻣하게 뻗어 서 있는 게 다리다. 사는 내내 다리는 그렇게 뒤늦게 배워야 할 구부리는 움직임보다는 뻗는 움직임에만 몰두한다. 때때로 무릎을 꿇는 일이 있을지라도, 차라리 허리를 구부릴 뿐 무릎을 구부리는 일은 좀처럼 찾아보기 힘들다. 그것이 굴복과 자존심을 버리는 일이 아닌 데도 탑의 밑기둥처럼 다리는 뻣뻣이 지탱만을 하고 서 있다.

손의 무분별한 사용이 손목, 팔꿈치, 어깨 중 그와 직접적으로 관련된 부위 별 손상을 일으키고 그 잘못한 움직임에 대해 그 부위만을 지적하고 아픔을 느끼게 하지만, 다리는 그렇지도 않다. 서 있기 만을 고집한 다리는 오히려 멀쩡하다. 되려 다리 위에 놓여 있는 허리를 망가뜨릴 지언 정 다리의 폄은 굽힐 줄 모른다. 물건 들 때 허리에 무리를 줄 수 있는 잘못된 자세를 보면, 다리는 펴져 있다. 다리는 수치스럽게 무릎을 구부리고 꿇느니 차라리 허리를 굽히는 게 낫다 생각하는 듯, 오로지 펴는 본능에 집착하여 어쩔 수 없이 허리를 구부리게 한다.

이러한 다리의 본능적 폄이 허리를 병들게 한다. 쉽사리 꺾이지 않을 것 같은 다리도 무너져 내리는 허리 앞에선 주저앉을 수 밖에 없다. 허리는 곧게 펴고 펴졌던 무

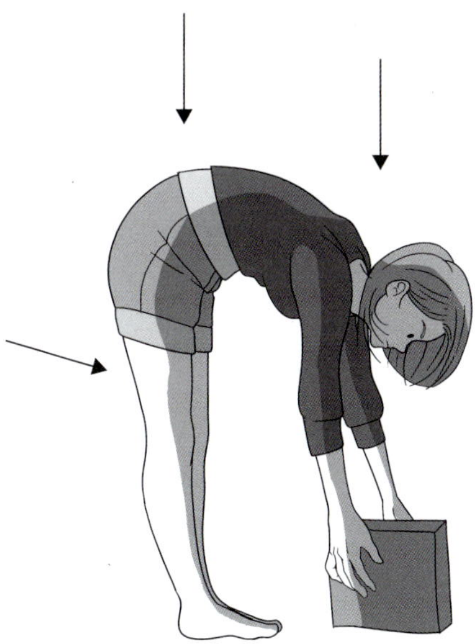

다리의 굽힘없이 허리의 굽힘으로 물건을 드는 잘못된 자세

릎을 구부리기 시작한다. 허리의 아픔으로 늦은 후회겠지만, 두 다리는 억지스런 굽힘을 비로소 배워 나간다. 누가 가르쳐 주지 않더라도 물건을 들기 위해서 물건 가까이 자리하고 무릎을 구부려 천천히 다리의 폄과 함께 몸을 일으켜 세운다. 올바른 물건 들기 자세인 다리를 구부리기 시작한다.

이렇게 보면, 손이나 팔의 이상보다 더 나쁜 게 다리인 것도 같다. 다리는 옛것, 본능적 펴기만을 고집하여 다리 자신이 아닌 허리를 대신 망가뜨린다. 이제는 싫어도 귀찮아도 구부리는 새로운 움직임을 다리는 해야만 한다. 그렇게 다리의 새로운 굽힘이 많아지는 일상에서 망가져 가던 허리는 조금씩 펴지고 나아지게 될 것이다.

건강한 팔다리의 움직임이란 새로운 상황에 대해 도전적 움직임이 많았던 손과 본능적 기능만을 고집하는 다리에게 각기 서로 다른 말을 하고 있다. 새로운 것을 갈망하는 손은 다리의 그것을, 옛것으로 부터 벗어나지 않으려는 다리는 손의 그것처럼 움직이라고 아픔을 통해 교훈처럼 되내이고 있다.

이것이 조화스러울 때, 손과 다리는 틀 밖에 세상으로 무리 없이 살아갈 수 있게 한다.

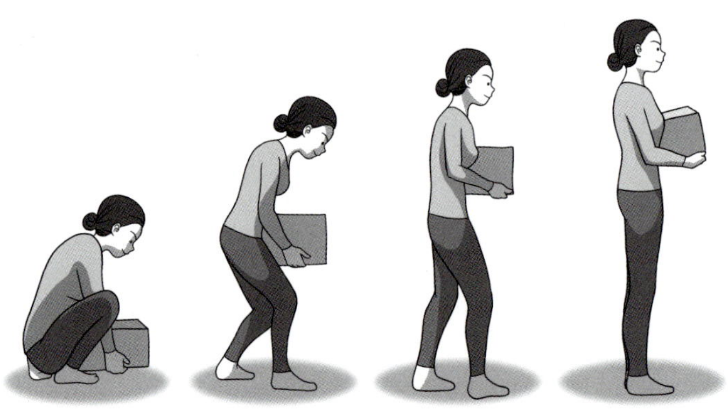

다리의 굽힘으로 물건을 드는 올바른 자세

### (8) 거북이와 같은 몸, 토끼와 같은 팔다리

앉고, 서고, 걷고, 뛰고, 운전하고, 물건을 나르는 등의 일상의 모든 행위에 누구에게나 지고 갈 동등한 무게가 있다. 물체를 지구의 중심으로 끌어당기는 힘, 중력의 무게만큼은 어느 누구도 피할 수 없는 짐이다. 그 짐을 달리지는 경우가 있다.

주저 앉혀진 몸을 일으켜 세우고 직립의 자세를 유지하기 위해, 일관되고 지속적인 중력의 무게를 이길 만큼의 힘은 꽤나 많은 근육들의 긴장으로 이뤄진다. 또한 중력의 무게를 이겨내면서 자세를 유지하는 근육들은 자동적이어서 의식적으로 얼핏 커피잔을 입으로 가져가는 손의 행위(긴장)와는 사뭇 다르다. 자세를 유지시켜 주는 근육들은 자세, 유지라는 의미에서 그 긴장이 지속적이어야 하고 견고해야만 하며, 외력에 의해 쉽게 흔들림이 없어야 한다.

이러한 자세유지에 필요한 근육들을 중력에 저항한다 하여 '항중력근'이라고 한다. 근육을 슬로우 후드와 패스트 후드처럼 슬로우(지근, slow) 근육과 패스트(속근, fast) 근육으로 나눌 때, 항중력근은 슬로우 근육에 속한다.

여기서 자세유지의 한 가지 전제는 머리부터 엉덩이까지 이어지는 중추구조는 항중력근이 작용하며, 자세유지라는 기초적(느린) 긴장 아래에서 상대적으로 팔다리의 빠른 근육들이 움직여야 한다는 것이다. 그러나 자세유지라는 기초를 이루기 전에 몸통과 팔다리의 기능을 서로 바뀌어 느린 거북이와 빠른 토끼처럼 서로 경주를 한다면 몸은 어떻게 될까! 예로, 우화에서처럼, 거북이와 토끼의 경주에서 거북이가 이긴다면 어떤 일이 몸에서 일어날까?

중추구조의 자세유지란 거북이와 닮아 있다. 거북이는 두껍고 단단한 등껍질로 덮인 몸과 짧고 두툼한 두 다리로 느린 걸음을 걸을 수 밖에 없다. 토끼는 상대적으로 활처럼 둥근 몸뚱이와 웅크려 언제든 스프링처럼 뛰쳐나갈 긴 뒷발로 재빠르게 거북이를 따라잡는 것은 일도 아니다. 토끼는 인체의 팔다리와 같다. 이들이 경쟁적인 경주를 한다. 거북이는 본연의 역할을 묵묵히 해냈기에 경주에서 이길 수 있었다. 그러나 토끼는 제 빠른 뒷다리만을 믿고 빈둥거리며 게을렀기에 경주에서 지고 만다.

이와 마찬가지로, 몸통이 토끼가 되고 팔다리가 거북이처럼 느릿느릿하여 몸통이 팔다리를 이기는 꼴이 심심찮게 일상에서 일어나고 있다. 물건을 들 때의 올바른 자세는 무릎을 구부려 물건 가까이에서 들라 한다. 그림과 같은 자세를 경계한다. 재빠르고 튼실한 두 다리는 토끼처럼 구부리고 펴는 움직임을 해야 하고 그 사이 몸통은 거북이처럼 안정되고 견고해야 한다. 그러나 팔다리인 토끼가 게으름을 피우기에 몸통인 거북이는 급한 움직임으로 토끼가 해야 할 요란한 움직임을 대신한다. 두 다리는 버젓이 펴져 있고 올곧게 펴야 할 허리는 연실 굽실거린다. 본연의 고유한 역할을 망각한 채 이기고 지는 싸움을 몸에서 반복한다면, 그에 대한 패배의 대가는 고스란히 허리가, 몸통이 떠안게 된다.

자세유지라는 묵직한 몸뚱이가 요란하게 움직여야 할 두 다리를 이겼을

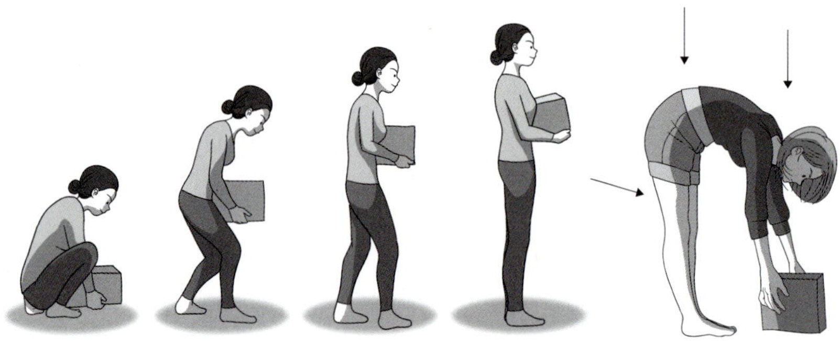

물건 드는 올바른 자세와 잘못된 자세

때, 잘했다고 허리의 아픔이라는 상을 받게 된다. 허리의 아픔이라는 가혹한 상 앞에서 누구에게나 일관되고 지속적이었던 그래서 그리 느끼지 못했던 중력의 힘은 더욱 커진 무게로 몸을 짓누르게 한다. 이제야 정신이 번쩍 든 두 다리는 뒤늦게 굽히고 펴는 요란한 움직임을 해보지만, 이미 그 중력의 무게는 공평하지 않다.

몸통과 팔다리를 자꾸만 지구의 중심으로 끄는 중력에 대항하여 충분한 평형을 이뤘기에 몸은 중력의 힘을 느끼지 못한다. 하지만 자세유지라는 몸뚱이의 평형이 깨질 때, 지구와 내 몸을 들어올리는 두 다리는 휘청거릴 수밖에 없다.

몸통과 팔다리를 끌어내리는 중력의 힘은 누구에게나 공평하다. 또 그것을 이겨내려는 방식은 몸의 부위마다 각기 다르다. 몸통은 자세유지를 위한 움직임을, 팔다리는 굽힘과 폄처럼 요란한 움직임으로 중력에 맞서야 한다. 그러나 거북이와 토끼가 경쟁하듯 서로의 역할을 달리할 때, 몸통은 중력에 또 한 번 무너지게 된다.

### (9) 지팡이

"땅 위에 아침에 네 발로 걷는 것이 있다. 무엇이냐? 이름이 같은데 정오에는 두 발로도 걷는다. 무엇이냐? 이름이 같은데 저녁에 세 발로도 걷는다. 무엇이냐?" 그리스 신화에 나오는 스핑크스의 물음에, "인간이구나! 인간이 태어나 바닥을 길 때는 네 발이요, 서서 걸을 때는 두 발이며, 늙어서 허리는 구부러지고 두 다리로 그 무게를 다 받지 못할 때는 앞으로 쏠리는 몸을 지팡이로 걸으니 세 발이다." 오이디푸스의 답이다.

노화의 신호로 생각할 수 있는 것은 흔히 '잘 안 보여, 잘 안 들려' 등 시각과 청각의 감각적 퇴화를 대표해서 말하지만, 다리 근력이 떨어져 두 다리만으로 몸을 일으켜 세우는 버거움과 그 무거워진 다리로 걷는 힘겨운 걸음거리가 이제는 더더욱 '늙었구나!'한다. 다리의 약화는 쉽게 알아채지 못하고 슬그머니 찾아오는 노화다. 튼실했던 두 다리는 어디든, 어느 곳이든 상관없이 몸을 일으켜 데려다 주었다. 두 발이 아닐 때는 네발로, 네발의 안정성에서 벗어나 두 발이라는 다소 위태로운 건너뛰기로 지금의 걷기가 완성되었다. 한 발로 서는 일도 그래야 한다면 깨금발도 서슴지 않았다. 그랬던 두 다리가 힘을 잃고 쇠락해 간다. 흔들거리고 휘청거리는 두 다리에 의지한 채 바깥세상으로의 외출은 두려움이고 도전이 될 수 밖에 없다. 급기야는 엉덩이를 바닥에 붙인 채 손으로 몸을 끌어 움직인다.

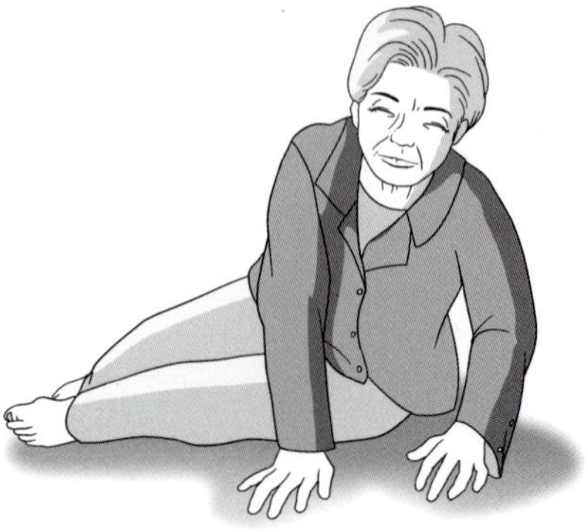

두 다리의 힘이 부쳐 두 손이 이동을 대신한다.

손은 창조적 도구였다. 손과 함께 네 발이었던 그때도, 두 발을 넘어 한 발로 서기까지 손이 자유로운 상상의 나래를 펼칠 수 있도록 두 다리는 묵묵히 서고 걸었었다. 그러나 몸뚱이를 무거운 짐처럼 끌게 하는 손은 더 이상 새로운 탐구를 허락하지 않는다. 지팡이를 잡은 손과 남아 있는 한 손은 넘어지지 않으려 허공을 휘젓을 뿐, 창조적 도구도 의미도 아닌 그저 마지못해 움직여야 하는 이동의 수단으로 손은 전락해 버린다.

손을 빌어 다리 하나를 덧댄다. '두 다리로 무게를 다 받지 못할 때는 앞으로 쏠리는 몸을 지팡이로 받으니 세발이다.'라는 말처럼, 두 다리만으로는 걷기 힘들어질 때, 이동을 위해선 손으로 묵묵하고 헌신적인 다리 하나를 추가해 세 발을 만들어야 한다.

이것이 다리의 약화로, 노화로 지팡이를 손에 짚는 이유다. 허리가 굽어서, 허리가 아파서 지팡이를 짚는 게 아니라, 우뚝 서기에 두 다리는 힘을 잃었고 다리 하나를 더해 세 발로 또는 두 손이 애기 없는 유모차를 밀듯 네 발로 걷게 한다.

희끗한 머리카락은 까맣게 염색을 하고, 흐릿한 눈엔 돋보기를 쓰고, 웅성거리는 소리에 보청기를 껴 노화를 감추고 극복하려 애쓰지만, 가늘어진 다리의 위축과 노화는 달리 감추고 극복할 방법이 없다. 온전히 손에 의지한 채 가녀린 한 걸음, 한 걸음을 떼야만 한다.

그렇게 저녁에 세발이었다가 네발로 땅에 가까워지면 이후 아무것도 남지 않는 것이 인간이다. 늙지도 않았는데 뒹굴뒹굴 방바닥을 떠나지 못하는 몸은 서둘러 노화를 부추긴다. 노화를 멈추고 또 늦추고자 한다면, 두 발로 걷기만 하면 된다. 지금 이 순간 두 발로 우뚝 서 걷기만 하면 된다.

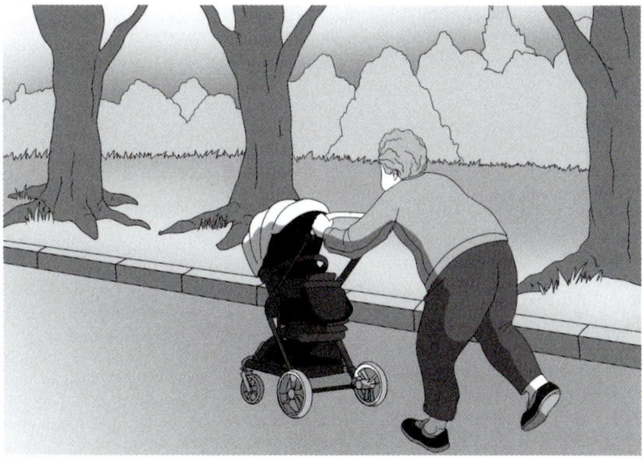

두 손이 유모차를 미는 것은 두 다리의 독립적인 이동 능력을 상실하여 네발로 걷는 것과 같다.

### (10) 반신욕

뇌의 무게는 체중에 약 2%, 대략 1,380 g정도이고 체중에 있어 무게로 치자면 별거 아니지만, 에너지 소비량은 온몸의 에너지 소비 중 20% 이상을 차지한다. 양 손가락 끝을 맞대어 손을 둥글게 만들면 그 면적만큼이 뇌의 크기지만, 그 조그만 뇌가 체중의 약 45%를 차지하는 근육과 비슷한 에너지를 소모하고 있다. 뇌는 작지만, 에너지 소모 측면에서 보면 단연코 일등이다.

한정적인 에너지 상황에서, 알아서 필요한 만큼 몸의 각 부위가 균등하게 나눠 쓴다면 더 없이 좋은 일이겠지만, 사용 도에 따라 에너지 배분은 균등하지 않다. 머리를 쓰면 머리 쪽으로, 근육을 쓰면 근육 쪽으로 할당량보다 더 많은 에너지를 쓸 수 있는 구조다. 선점 독식처럼 우선한 기관의 활동이 대부분의 에너지를 독식한다.

뇌가 하는 일이 많으니 그 만큼 에너지도 많이 쓰겠지 하겠지만, 근근이 살아가는 기관들이 생길 정도로 뇌는 에너지를 폭식하고 독차지 한다. 우는 아이에게 젖 주는 것처럼, 1초도 가만히 있지 못하는 뇌에게 에너지는 언제나 부족하다.

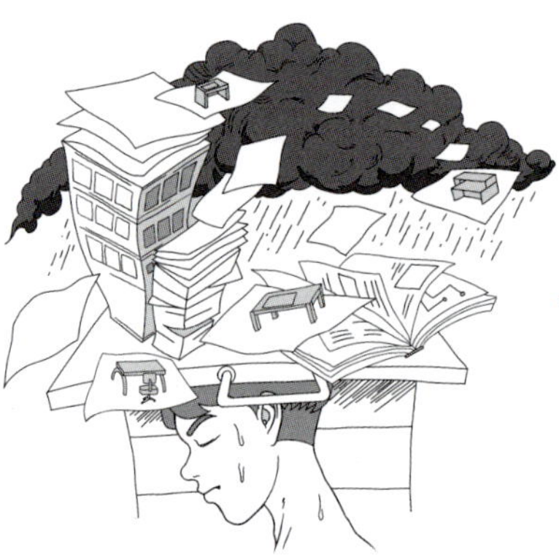

한 시도 가만히 있을 수 없는 뇌

배고픈 뇌는 여기저기 기웃거리며 게걸스럽게 다른 기관들의 에너지를 짜고 짜서 쓰는 것도 개의치 않는다. 그 중 체중의 반을 차지하고 있는 근육이 배불리 먹을 만큼의 에너지를 가지고 있다는 것에 뇌는 군침을 흘린다.

뇌가 생각에 빠져 있는 대부분의 시간 동안, 근육은 다른 기관과 마찬가지로 최소의 에너지만으로 유지된다. 때론 뇌가 의식적 근육단련이라는 접점에서 몰입하여 공존하기도 하지만 그것도 잠시 뇌와 근육은 양립하기 어렵다. 뇌는 뇌대로, 근육은 근육대로 그 사용에 따라 에너지는 어느 한쪽으로 치우쳐 쓰여지기 마련이다. 부인할 수 없는 것은 생각과 생각 속에 뇌가 근육보다는 바삐 움직인다는 것이다. 그래서 바삐 움직인 뇌는 근육이 움직여 내는 땀처럼 언제나 열로 가득해진다.

물리적으로 열이 나는 것은 많은 에너지를 사용하고 있다는 것이며, 쉴 새 없이 움직여 열을 발생시킨다. 과거 육체적 노동이 아닌 머리를 쓰지 않으면 안 될 일들이 많아진 지금, 머리는 열로 가득할 수 밖에 없다. 머리의 열병은 이제 흔한 일상이다.

이러한 염려로, 반신욕이나 족욕이 한동안 열풍처럼 소개된 적이 있다. '다리가 차다' 라는 문제의 대안으로 반신욕이나 족욕을 통해 차가워진 다리를 따뜻하게 하고 그렇게 전신의 혈액순환을 높여 머리의 열을 낮춘다는 방식의 치료법이다. 지금도 그때의 열풍을 좇아 반신욕이나 족욕을 하고 있는 사람이 있다면 그나마 건강에 대한 관심과 신념으로써 도움을 주었겠지만, 이는 몸의 결과에 대한 너무나도 단편적인 이해가 아닐 수 없다.

머리가 '뜨겁다', 다리는 '차다' 라는 것은 어떤 원인에 대한 결과일 뿐이다. '뜨겁다!', '차다!' 라는 결과는 왜 뜨거워졌는지, 왜 차가워졌는지에 대한 이유를 원인으로서 먼저 살펴볼 필요가 있다.

근육은 움직여야 한다. 몸을 움직일 때에만 열을 만들어낸다. 생각만으로 열을 낼 수 있는 뇌와 달리, 근육은 구부리고 펴는 단순한 기계적 움직임만으로 열을 낸다. 특히 심장에서 먼 다리의 근육은 더더욱 그러하다.

책상에 앉아있는 지금 이 순간(뇌가 에너지를 쓰고 있는 지금 이 순간), 움직여야 할 다리와 써야 할 근육들은 근근이 살아가기 위한 최소의 에너지와 식지 않을 만큼의 열 밖에는 없어 보인다. 이러한 상황에서 반신욕과 족욕으로 차가워져만 가는 다리를 녹일 수 있다는 물리적 행위는 뇌 속의 생각이지, 근육에게는 맞지 않다.

'하늘 천, 땅 지, 검을 현'을 외우던 선인들은 이를 경계하여 '두한족열(頭寒足熱)'을 외쳤다. '머리는 차게 하고 발은 따뜻하게 하라'의 그 역은 '머리는 뜨겁고 발은 차다'라는 말과 같다. 한 여름 쉴 새 없이 돌아가는 선풍기에선 고무타는 냄새가 진동하고 컴퓨터 자판이 뜨거워 먹통이 될 때에도 책상에 앉아있는 머리는 엄청난 에너지를 쓰며 열을 내고 있다. 그 사이 다리는 식어만 간다.

반신욕, 족욕이 아니라 어릴 적 해질녘까지 뛰어놀다 못내 아쉬워 내일을 기약했던 약속들을 이제는 지켜야 한다. 그렇게 차가워져 가는 다리를 써 열을 내야 한다. 뜨거워진 머리를 식혀야 한다.

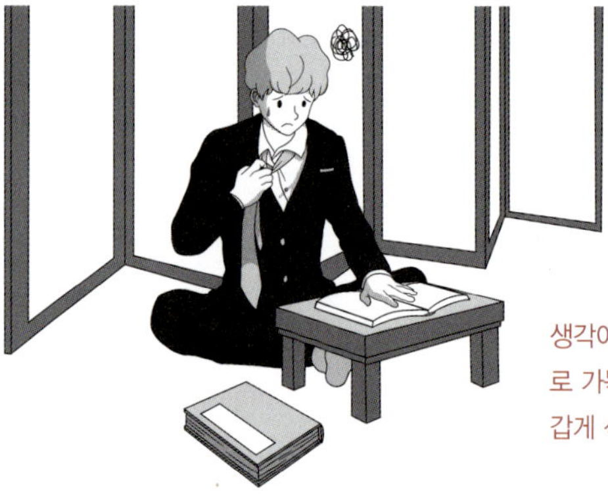

생각이 많을수록, 머리를 쓰면 쓸수록 열로 가득해진다. 그럼에 따라 두 다리는 차갑게 식어버린다.

### (11) 'O'다리 Ⅰ

'O'다리를 일자로 만든다는 밴드광고를 본적 있다. 'Before', 'After'의 비교 사진을 보여주었을 때, 'O'다리로 생각하던 많은 사람들은 밤 새 밴드를 동여매고 아침이면 거울을 봤을 것이다.

외부적 도구에 지나지 않는 밴드의 사용으로 뼈대 구조를 쪼여주면 일자로 올곧게 펴진다는 사고는 인체를 단순히 기계적 구조로만 본 것에 불과하다. 몸 가꾸기를 해 보면 알겠지만, 자기 내부의 노력감 없이 또 구조의 비뚠 결과만으로 밀고 당긴다고 하여 몸이 올바른 구조를 가질 리 없다. 혹여, 드라마틱한 결과로 곧은 일자 다리를 얻었다 한들 또 얼마나 유지될지도 의심스럽다.

'O'다리 밴드는 몸에 대한 저급한 이해에서 비롯된 얄팍한 상술이며, 돈벌 이며, 보기 싫을 뿐 그나마 유지되고 있던 몸마저 망가뜨릴 수 있다. 비단 'O'다리 밴드 뿐만 아니라 일상에서 쏟아지고 있는 수많은 교정 기구들이 다는 아니겠지만, 상당 부분 인체에 대한 이해 없이 조잡스러운 것들이 너무 많다. 'O'다리 밴드의 예를 들어 현혹되지 않도록 요목조목 따져 보자. 일

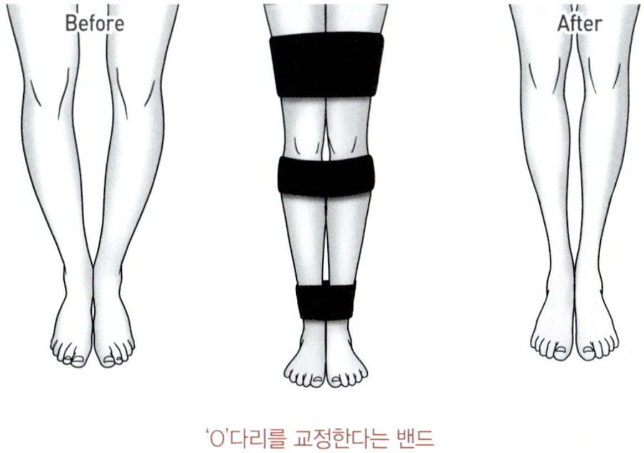


'O'다리를 교정한다는 밴드

단 잠을 자는 동안에만 동여매면 된다고 하여 일상을 방해하지 않는다고 한다. 잠은 근육의 휴식이요, 정신의 밥이라 했다. 잠자리만 바뀌어도 쉬이 잠들 수 없고 또 뒤척임으로 들었던 잠도 깨기 일쑤여서 흔들리지 않는 침대가 여전히 광고 카피에 핵심이 된다. 그렇듯 잠은 잘 자는 것 외 아무것도 필요치 않다. 그런데 족쇄와 같은 밴드로 두 다리를 동여매고 잠을 자라 한다.

'익숙해지겠지!, 예쁜 다리를 갖기 위해선 참아야지!' 의지는 하늘을 찌를 듯 강렬하겠지만 잠을 자는 동안 몸은 그 의지와 상관없이 발버둥을 친다. 자는 동안에는 잠버릇이 있기 마련이다. '난 잠버릇 없어!' 라고 말하지만 좋은 게 아니다. 건강한 아이들의 자는 모습을 보면 방 구석구석 안 닿는 곳이 없을 정도로 밤새 방 크기를 재기라도 하듯 험한 잠버릇을 한다.

낮 동안의 생활이 어떠하냐에 따라 잠을 자는 동안의 움직임도 변한다. 일상에서 충분한 신체적 활동이 있었다면 그 만큼 사용한 근육과 그에 따른 굳어진 근육이 풀어지기 위해서는 자는 동안 뒤척이고 움직여야 한다. 아이러니하지만 움직임으로 피곤해진 근육의 휴식은 가만히 쓰지 않고 내버려 둬서는 풀리지 않는다. 움직임이 없는 근육은 굳어버리고 뻣뻣해지기 때문에 움직여야만 풀린다. 미동도 없이 조용히 잔다는 게 좋을 리 없다.

스스로는 움직임 없이 고요하게 잔다고 생각되겠지만, 무수히 많은 움직임이 자는 동안에 일어나고 또 그래야만 건강한 잠을 잔 것이다. 밴드는 그 자연스런 움직임을 옴짝달싹 못하도록 꽁꽁 묶어 놓는다. 잠을 자야 하는 순수한 이유가 억압받으면서까지 예쁜 다리가 중요한지는 모르겠지만 일단 쪼여진 두 다리는 잠을 방해한다.

하루의 시작은 잠에서 깬 아침이 아니라, 잠으로부터 시작한다는 것을 잊지 않을 때, 숙면을 방해하는 밴드는 일상을 뒤흔들어 놓기에 안 좋은 도구임엔 틀림없다.

### (12) 'O'다리 II

밴드에 묶인 두 다리는 어떠할까? 세 개의 밴드로 발목, 무릎, 그리고 무릎 위 허벅지를 동여맨다. 'O'다리는 무릎관절 부위가 바깥쪽으로 휜 것이다. 그래서 활처럼 바깥쪽으로 휜 무릎을 안쪽으로 밀어붙여 쪼여주면 일자의 곧은 다리로 만들 수 있다고 한다. 어렵지 않게 생각할 수 있는 구조적 조정이다. 튀어나왔으니 집어넣고 들어갔으니 빼주면 된다는 식의 짜 맞추기다. 어쨌든 동여맨 밴드로 인해 무릎관절은 서로 가까워지며, 더 쪼이면 일자의 모습을 눈으로 확인할 수 있겠지만, 무릎관절 형태는 어떻게 변할지 위험스럽다.

무릎관절은 대퇴골(넙다리뼈)과 경골(정강뼈)이 만나 이뤄진 관절이다. 경골이 대퇴골과 만나는 부위는 두 개의 오목한 부분이 있으며, 이와 닿는 대퇴골은 말단의 뼈 돌기가 내외측으로 볼록하여 오목한 경골과 관절을 이룬다. 이들의 무릎관절이 정상범위를 벗어나 바깥쪽으로 휜 무릎관절을 'O'다리라 하며, 내측 관절 면은 닿아 있고 외측 관절 면은 벌어진 각을 이뤄 활처럼 휜 모습으로 보이게 한다.

무릎관절은 괄호'( )' 모양일 것이고 이를 '11'자로 만들기 위해 무릎관절을 서로 가까워지게 밴드로 묶어 놓는다. 묶어 논 밴드의 외부 압박으로 무릎관절은 새로운 환경에 놓이게 한다. 외부의 강한 힘(밴드)으로 무릎 안쪽의 맞닿던 부위가 벌어지고 무릎 바깥쪽은 비어 있던 공간이 짓눌려지면서 압박을 받게 된다.

밤새 동여매어 무릎관절 내외측은 새로운 빈 공간과 압박을 유지하게 될 것이고, 아침 기상과 함께 밴드를 풀고 일어서는 순간 무릎은 삐거덕 힘없이 주저앉고 만다. 맥아리 없이 흐느적거리는 무릎관절을 부여잡고 몇 번의 일어서기를 반복하고 나서야 조심스럽게 서고 걸을 수 있게 된다.

기대에 찬 마음으로 거울 앞에 선 두 다리는 원래의 모습과 별 차이 없고, '하루아침에 변하겠어!' 스스로의 위안으로 오늘 밤도 또 내일 밤도 희망을 걸어본다. 그렇게 무릎은 몇 날 밤을 벌어짐과 압박에 시달리며, 휘청거리는 일상 속에서 이전에 없던 불안한 무릎과 통증을 경험한다.

사실, 누워있는 자세에서의 어떠한 처치도 서 있을 때 드러나는 외견상의 무릎 모양을 바꿀 수는 없다. 'O'다리의 시작은 서서 걷는 생활에서 비롯되었고, 두 다리로 걸으면서부터 자신의 체중과 그 체중과 함께 누르는 중력이라는 힘을 이겨내기 위해 적응한 산물이 지금의 'O'다리다.

그렇다면 'O'다리 무릎관절은 결국 근육의 작용 없이 이뤄진 것이 아니다. 근육은 스스로 적응하고 단련되지 않는다면 위축되고 퇴화하기 쉬운 조직이며, 쉽게 습관을 바꾸려 하지 않는 게 근육이다. 아무리 밴드로 뼈를 고른 위치로 돌려놨다 할지라도 그것을 유지하고 지탱할 수 있게 하는 열쇠는 근육에 있다. 누워서 동여맨 두 다리의 근육은 중력에 저항하는 힘도, 움직임을 일으키는 근육의 활동도 없다. 그저 뼈만 바꾸려 할뿐이다.

일자로 뻗은 예쁜 다리는 근육과 관절의 역할들이 중력이라는 일상과 맞설 때 만들어진다. 이 중 무엇 하나라도 빠지거나 부족하다면 볼품없이 휜 'O'다리로 그냥 살아가는 것이 차라리 더 낫다.

## (13) 산(山)과 같은 몸, 관(棺)과 같은 마음 Ⅰ

움직임은 그저 그런 움직임부터, 춤을 추는 즐거움과 유혹의 도구가 되기도 하고 광기 서린 육체의 한계를 넘어서고자 하는 열망도 보이며 다양하다.

그 중 일상의 움직임은 마음에 대한 시선과 맞닿아 있어 그 몸짓을 공감하기에 어렵지 않다. 우울하고 슬픔에 젖어 세상의 짐을 혼자 짊기라도 하는 것처럼 무거운 움직임도 보이고, 세상 모든 행복이 나에게 있는 것처럼 날아갈 듯이 가벼운 움직임도 있다. 몸과 마음이 서로에게 연결되어 많은 이야기를 하는 것 같다. 마치 관에 갇힌 것처럼, 산을 오르는 것처럼 일상의 움직임은 마음의 감정을 고스란히 담고 있는 듯하다.

먼저 산을 오르는 움직임은 마음과 어떻게 닿아 있을까? '당신은 왜 산을 오르려 하나요?', '내 거친 숨소리를 사랑하기 때문에!' 어느 드라마의 대사다. '산이 거기에 있으니 오른다.'는 옭아매기 식의 표현이 아니라 인상적이다. 온몸이 땀으로 뒤범벅된 채, 오르고 또 올라도 정상까지 몇 km라고 적혀 있는 이정표는 생각보다 멀고 끔찍하다. '휘청휘청', '후들후들' 뼈를 지렛대 삼아 지친 근육들이 다리를 간신히 붙잡고 있지만 한번 주저앉기라도 한다면 그대로 일어설 수 없을 것처럼 지쳐버린다. 그렇게 꼼짝할 수 없는 몸엔 몰아쉬는 거친 숨소리만이 내가 움직여 살아있음을 일깨워 주는 것 같다.

몸을 움직였으니 피로감은 커졌겠지만, 지친 육체만큼 요란했던 마음의 움직임은 오히려 고요해진다. 산을 오르는 일처럼 육체적 고통은 과거의 후회, 미래의 걱정과 불안을 씻어내고 오로지 지금 여기(here and now)에만 존재케 한다. 머릿속 마음의 짐은 깨끗이 닦아낸 빈 서판(書板)*처럼 만들어 놓는다.

산을 오르지 않았다면, 온갖 잡동사니로 가득 채웠을 머리였고, 빈둥거리며 밖으로만 향했던 시선들이었다. 턱까지 차오르는 거친 숨소리를 들으며, 산을 오르는 내내 내 안으로 시선을 향해 몸이 하는 소리에 귀 기울린다. 그리고 지금 여기만을 느낀다.

산을 오르면서, 육체를 쓰면서 반복적 일상에서 잊었던 지금 이 순간을 몸

---

* 빈 서판은 '깨끗이 닦아 낸 서판(scraped tablet)'이라는 뜻에 중세 라틴어 '타불라 라사(tabula rasa)'를 의역한 말이다. 인간의 본성을 흰 종이에 비유해 오랜 시간 사회적 경험의 축적으로 쓰여 진다는 의미다. 빈 서판은 스티븐 핑거(Steven Pinker)의 책 제목이기도 하다.

과 마음이 느끼게 한다. 힘겹게 한 발, 한 발 내딛음으로서 서로 달리했던 몸과 마음을 일치시켜간다. 물집이라도 잡힌 발은 딛을 때 마다 가시가 되고, 저 멀리서 가시가 될 것을 걱정하여 한 발, 한 발 소중히 내딛는다. 일상에서는 발 딛는 것에 신경이나 썼겠는가? 무덤덤하고 무감각했던 발의 물집은 서슬 퍼런 위협이 되어 몸을 자극하지만, 발에 이런 감각이 있었노라고, 잊지 말고 느껴보라고 몸이 마음에게 건네는 소리이기도 하다.

몸이 한가할수록 바깥세상으로 향하는 마음을 어찌 하겠는가? 바깥만 바라보고 있는 복잡한 생각은 몸을 살피지 못한다. 몸과 마음이 멀어질수록 건강도 멀어진다. 그래서 몸과 마음이 더 멀어지는 것을 어떻게 서로 함께하라고 붙잡아 놓을 수 있을까? 고통스럽겠지만, 산을 오르는 일처럼 오르면 오를수록 무거워진 몸과 그럴수록 비워지는 마음 그것만이 몸과 마음이 함께 자리하는 유일한 방법이다.

### (14) 산(山)과 같은 몸, 관(棺)과 같은 마음 II

겉보기에 죽은 듯 관과 같은 몸부림도 있다. 최근 죽는 것(well-dying)에 대한 관심과 살아 있음으로 또 다른 삶의 의미를 찾기 위한 관속 체험도 소개 되고 있다. 살기 바쁜 사람들에게는 무슨 짓인가 싶지만, 또 살아있는 존재로써 죽음을 연습할 필요는 없겠지만, 비좁은 관속에 들어가 죽음을 연습하는 것을 보면 그것 또한 살고자 하는 살아있는 자의 남은 삶을 위한 애틋한 몸짓이 아닐까 한다.

하지만 이것이 현실이 되어 살아있는 채로 관에 갇혀버린다면 몸은 어떤 움직임을 할까? 공간 폐쇄에 대한 두려움과 죽음에 대한 공포 속에서 몸은 어떻게 움직일까? 육체적 움직임으로 비롯된 산을 오르는 일과는 다르게 끔찍한 마음으로 시작된 몸은 어떤 식으로 서로에게 이어질까?

산채로 관에 갇혀 나올 수 없다면 죽음만큼의 두려움과 공포는 극에 달할 것이고 고스란히 옴짝달싹 못하지만 비좁은 관속에서 처절한 움직임으로 발버둥 칠 것이다. 몸부림을 쳐보지만 꼼작할 수 없는 좁은 관속에서의 움직임이란 고작 몸서리치는 긴장 밖에는 없다. 움직임의 측면에서만 본다면, 요란한 동적 움직임은 아니지만, 산을 오르는 움직임과 다를 바 없는 육체적 움직임이다. 자유로움(사건에 대한 감정)에 대한 상실의 과정에서 부정, 분노, 타협 다음이 우울과 수용이었던가. 이내 아무 소용이 없다는 절망감속에서 몸은 무력해질 것이다. 수용이 아닌 포기로.

산을 타는 일은 육체를 먼저 움직여 비워진 마음으로 끝이 났다. 그러나 관속에 갇힌 몸부림은 두려움과 공포의 감정으로 시작하여 처절하게 움직였지만, 체념과 포기만을 낳았다.

산을 오르는 움직임, 관속에서의 발버둥은 모두 육체적 행위라 할 수 있다. 하지만 그 결과는 다르다. 산을 오르는 일은 몸을 움직여 복잡했던 마음을 비워냈다. 이에 비해 관속에 갇힌 움직임은 두려움과 공포의 감정과 마음이 앞서 몸을 호되게 짓밟아 버리고도 아무것도 덜어내지 못했다. 오히려 생을 단념하도록 절망으로 이끈다.

일상의 움직임이란 이러한 산과 관과 같은 움직임의 연속이다. 하나의 몸짓이 전한 마음(산)과 마음이 이끈 몸부림(관)의 반복이다. 시작의 주체가 무엇이건 간에 둘은 서로에게 분리와 경계가 아닌 하나로 이어져 있다. 몸에서 마음으로, 마음에서 몸으로 움직임을 서로에게 잇고 있다.

'행복해서 웃는 게 아니라 웃어서 행복하다(William James)'라는 말, 행복한 일이 없어 웃을 수 없다는 관과 같은 마음에, 웃으니 행복하다는 산과 같은 움직임을 전하는 것 같다. 웃는 얼굴은 산을 오르는 일처럼 육체적 움직임이다. 웃는 움직임으로 지치게 웃어준다면, 후회, 근심과 걱정 그리고 불안의 관과 같은 마음은 비워지지 않을까!

### (15) 팔다리 운동; 108배 Ⅰ

두 무릎을 꿇고 두 팔꿈치를 땅에 대고 이어 머리마저 땅에 닿도록 절하는 불교의 큰 절 예법이 오체투지(五體投地)다. 인도나 티베트인들은 몇 년에 걸쳐 이러한 오체두지로 성지순례를 한다고 한다.

종교적 의미에서 시작한 절 수행법은 종교를 넘어 사회, 정치적 항의를 표현하는 수단이 되기도 하며 일상과 가깝게는 운동으로도 거론되고 있다. '절'의 육체적 움직임만을 고려한다면, '절'의 동작은 전형적인 팔다리의 운동이라 할 수 있다.

역학적으로 '절'하는 움직임은 단순한 굽힘과 폄 동작이다. 머리부터 몸통의 굽힘과 폄, 팔다리의 굽힘과 폄의 반복이다. 절 운동의 시작은 두 손을 가슴에 모으고 바르게 선 자세를 취한다. 합장한 손은 그대로 둔 채 가슴 부위에 놓고 두 무릎이 바닥에 닿도록 굽히고 꿇어앉는다. 이어 합장한 손을 풀어 바닥에 짚고 상체를 구부리며 팔꿈치를 바닥에 대고 마지막으로 손바닥이 하늘을 보게 하고 손등을 바닥 쪽으로 젖힌다. 다리는 펴진 상태에서 구부림을, 팔은 두 손 모아 구부린 상태에서 손등을 젖혀 마지막으로 손목이 펴진 모습을 취한다.

앞서 팔과 다리에 대해 설명한 바 있듯, 팔은 안는 기능을 주로 하고 다리는 서거나 차는, 펴는 기능을 우선한다. 그렇다면 절하는 동작은 팔다리의 주 기능과 반대가 되는 어려워하거나 기피 하는 팔다리의 취약한 움직임의 연속이라 할 수 있다.

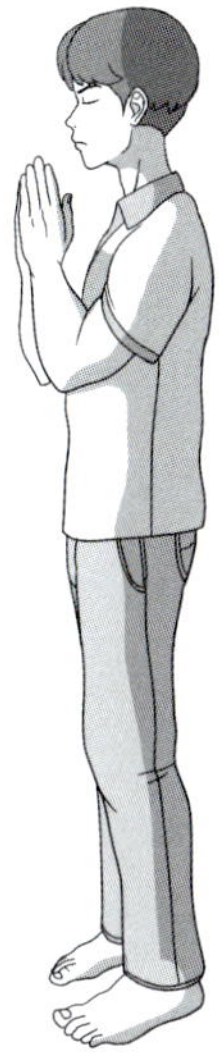

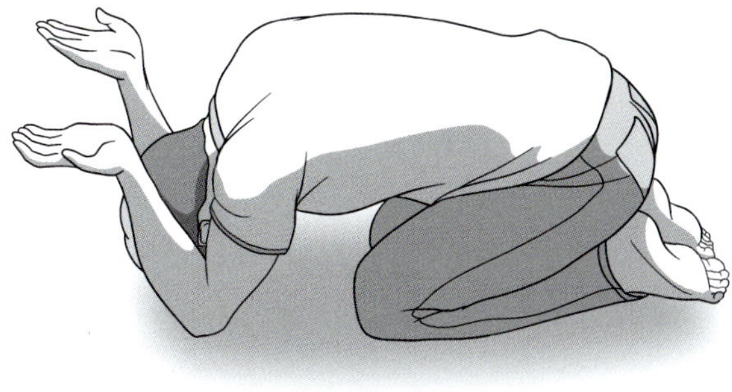

손등을 젖힌 절 운동의 마지막 모습

팔은 구부리고 다리는 펴진
절 운동의 시작자세

절하는 다리는 무릎을 구부려 굽힘으로, 이는 다리가 힘들거나 어려워하는 움직임으로써 다리의 약한 굽힘의 기능을 강하게 자극한다. 팔은 바닥을 짚고 이어 팔꿈치를 대고 손바닥이 하늘을 보게 손목을 젖힌다. 젖혀진 손목은 팔이 하는 동작 중 가장 약하고 힘없이 이뤄지는 팔의 펴기 동작이다. 절 운동의 끝을 그런 팔의 폄으로 마무리한다.

이와 같은 절 운동은 팔과 다리 자신이 쉬워하는 것, 잘 할 수 있는 움직임이 아닌 어렵고 힘들고 그래서 약해져 버리는 동작을 서로 바꾸어 단련하는 것이다. '절' 하는 팔다리의 움직임은 가장 취약한 팔다리움직임의 운동이다.

팔의 문제는 펴는 것, 다리의 문제는 구부리는 것에 있다. 팔이 아픈데 쭉 펴고 "나 아파!" 할 사람은 없다. 몸쪽으로 구부린 상태에서 기어 들어가는 소리로 "나, 아파!" 해야 정말 아픈 팔이고 아픈 것처럼 보인다. 팔은 본능적으로 굽힘이 마지막까지 남아있고, 펴는 기능을 한참 후에 배운 것이다.

그래서 일차적으로 팔에 문제가 생긴다면 펴는 기능의 이상이나 저하때문이다.

다리의 경우도 마찬가지다. 다리는 펴는 것이 본능이 된다. 다리 아픈 환자들에겐 구부리는 동작 모두가 어려울 테지만, 그래도 위안이 되는 것은 서거나 오르는 동작은 수월하다. 그래서 걸음을 떼고, 앉았다 일어서고, 계단을 오르고, 산을 오르는 일은 구부리고 쪼그려 앉고 계단을, 산을 내려가는 등의 동작보단 쉬운 일이다. 그래서 '절' 운동은 다리의 굽힘 기능을 단련하고 있다.

일련의 팔다리의 기능과 팔다리의 문제를 살펴볼 때, 반복적인 '절' 하는 동작은 이상적인 팔다리의 운동으로 보인다.

건강을 위해서는 자기 것만을 고집하고 움켜주려는 팔과 뻣뻣이 교만한 다리는 각각 폄과 굽힘으로 스스로의 부족함을 채워 나가야 한다. '절' 운동은 그 과정들이 고스란히 녹아있다.

### (16) 팔다리 운동; 108배 II

'절' 운동은 단순히 팔다리만을 위한 운동이 아니다. 전신 운동이다. 팔다리가 움직일 때 몸통은 좌우 흔들림 없이 대칭적으로 안정된 자세를 유지해야 한다. 걸을 때, 팔다리의 교차로 이동을 하며, 팔다리가 교차하는 동안 몸은 좌우의 뒤틀린 움직임을 허용함과 동시에 균형의 중심을 잡아야 한다. '절' 운동은 좌우 구분 없고 동시적이며 대칭적이다. 이것이 '절' 운동의 또 다른 의미다.

우세 손, 열세 손, 우세 발, 열세 발이 있는 것처럼, 좌우 팔다리의 움직임은 같지 않고 그에 따른 몸의 중심도 흔들릴 수 밖에 없다. 비대칭을 배우면서 보다 멀리, 보다 손쉬운 힘을 만들게 되었지만, 그러한 뒤틀린 회선의 힘은 이득과 더불어 동시에 위험이기도 하다.

한 팔이 앞을 향할 때 한 팔은 뒤에 머물러 지지와 유지를 해주어야 한다. 한 발이 공을 차기 위해 앞으로 나아갈 때 뒷발은 지탱하며 안정된 상태가 되어야 한다. 이런 과정에서 우세한 손과 발의 기능이 동적으로 움직일 때, 열세 손과 발은 조금은 정적이며, 몸의 균형을 유지하는 쪽으로 움직임을 한다.

세월이 흐르고 반복되어 진 자세의 습관들이 지금의 몸에 배어 있는 것은 분명하다. 마치 한쪽 다리는 곱게 펴고 반대 측 다리는 구부린 채 비스듬히 서 있는 짝다리처럼, 익숙한 자세가 되어버린다. 삐딱한 불균형에 대해 찜찜한 걱정이 들기도 하여 그 반대 자세를 취해본다. 굽혔던 다리는 펴고 폈던 다리를 구부려 균등한 부하를 주어 좌우의 균형을 맞추려 하지만 그것도 의식에 의해 잠시 뿐 원래의 익숙한 우세한 손과 발의 자세로 되돌아간다.

이처럼 좌우의 기능이 우세한 것들로 나눠진 후, 두 팔과 두 다리는 함께 나란히 있기를 불편해 한다. 100 m 달리기의 출발 자세처럼 엇갈린 두 다리로 언제고 어디든 뛰쳐나가려 한다. 몸통 역시 이러한 팔다리의 비대칭적 움직임을 고스란히 담고 있어 머리와 꼬리뼈를 중심에 놓고 뒤틀린 척추를 만든다.

이러한 비틀린 일상의 움직임 속에서 '절' 운동은 좌우 어디에도 치우침이 없다. 좌우가 균등하고 대칭적 움직임이다. 우세와 열세 기능을 바꾼다 하더라도 몸은 또 다른 뒤틀림을 어쩔 수 없이 새기게 될 뿐이다. 균등함을 잃을 수밖에 없는 현실의 비대칭적 움직임 속에서 좌우가 대칭되는 유일한 운동이라면 '절' 운동밖에는 없다. '절' 운동은 두 팔, 두 다리를 동시에 굽히고 펴는 동작이며, 이러한 팔다리의 균등함을 척추에게 올곧게 전달한다. 어느 한쪽의 치우침 없이 발끝에서부터 머리끝까지 좌우 대칭을 연습하게 한다.

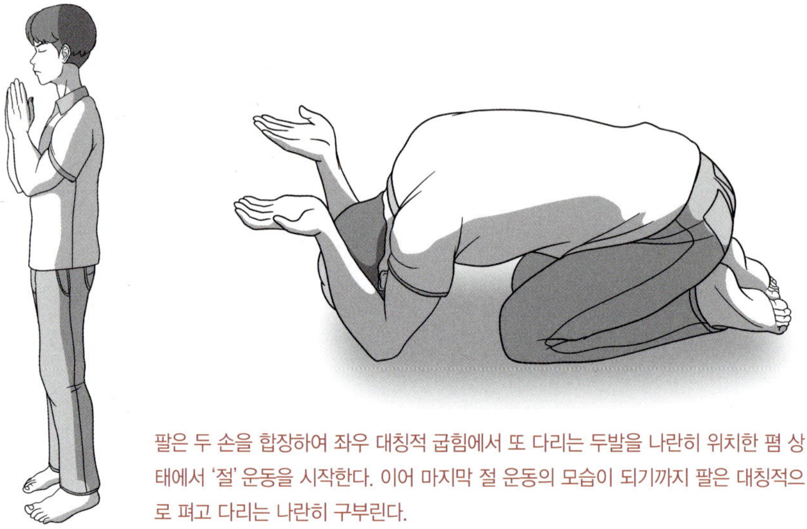

팔은 두 손을 합장하여 좌우 대칭적 굽힘에서 또 다리는 두발을 나란히 위치한 폄 상태에서 '절' 운동을 시작한다. 이어 마지막 절 운동의 모습이 되기까지 팔은 대칭적으로 펴고 다리는 나란히 구부린다.

## (17) 팔다리 운동; 108배 III

'절' 운동과 별반 다르지 않은 운동도 있다(3가지 운동). 운동의 원리가 닮은 것들이다. 이들 운동의 차이라면, 부하 량에 따른 차이와 좀 더 정적이냐, 동적이냐의 차이일 뿐 운동의 원리는 모두 같다.

첫 번째 그림은 손끝 발끝을 위로 드는 운동이고, 두 번째 운동은 구부렸던 팔꿈치를 펴고 편 무릎을 동시에 같은 속도로 구부리는 것이다. 그리고 마지막으로 절하는 운동이다.

시작과 끝 자세만을 보면 손과 팔은 펴고 다리는 구부리고 있다. 팔다리가 서로 어렵고 힘들어하는 동작들로 이뤄져 있다. 좀 더 자세히 살펴보면 다음과 같다.

첫 번째 동작은 중력중심점이 높고 지지 면이 좁아 많은 집중력을 필요로 한다. 덧붙여, 다른 두 운동에 비해 정적이다. 인간은 동적인 동물이다. 그래서 정적으로 가만히 움직이지 못하도록 긴장하는 것을 답답해 하고 어려워 한다. 조회시간에 자세의 흐트러짐 없이 꼼짝하지 않고 서 있어야 하는 곤욕을 생각해 보면 쉽게 이해된다.

그에 비해 나머지 두 운동은 첫 번째 동작에 비해 지지면도 넓고 동적이며, 중력중심점이 낮아 안정적이다. 특히, 두 번째, 세 번째 운동 중 보다 더 동적인 움직임은 '절' 하는 운동으로 세 운동 중 가장 쉽다고 할 수 있다.

세 운동 중 가장 어려운 운동은 첫 번째 운동이며, 가장 힘겹고 어려울 것처럼 보이는 '절' 운동은 동적 감응에 힘을 얻어 나머지 운동에 비해 쉽게 느껴진다. 역학적으로도 부위별 부분적 움직임보다는 전신의 움직임이 완전히 이뤄졌을 때 확실히 편안함을 느낀다. '절' 운동이 처음과 끝이 하나로 이어진 완성된 움직임이라고 본다면, 그 나머지 운동들은 그렇지 못하다. 이에 따라 '절' 운동은 요란하고 힘들 것 같은 생각과 달리 가장 쉬운 운동이 된다.

세 가지 운동 모두 팔다리의 동시적, 대칭적 그리고 취약한 움직임으로써 나름의 효과를 볼 수 있는 좋은 운동의 예다.

참고로, 운동의 여러 형태를 분석할 때 유념할 것이 있다. 그 운동의 움직임이 어디서부터 시작되었는지를 확인하는 것이다. 손가락으로부터 움직임이 시작했다면, 그 손끝의 움직임에 따라 손목, 팔꿈치로 그리고 어깨로 이어진 움직임을 만들어 낸다. 다리의 움직임도 마찬가지다. 발끝으로부터 시작된 움직임은 발목, 무릎을 거쳐 엉덩이로 그리고 몸통으로 전달되며 몸통까지 그 움직임은 동심원을 그리듯 머리끝까지 퍼져나간다.

인체의 모든 움직임은 단일 부위의 관절이나 근육의 움직임이 아닌 여러 근육들의 작용과 관절들이 더해져 하나의 의미 있는 움직임을 만들어낸다. 이러한 패턴적 움직임을 이해하여 운동에 적용한다면, 그렇지 않은 경우에 비해, 비교조차 무의미할 정도로 이로운 운동들을 만들어 낼 수 있다.

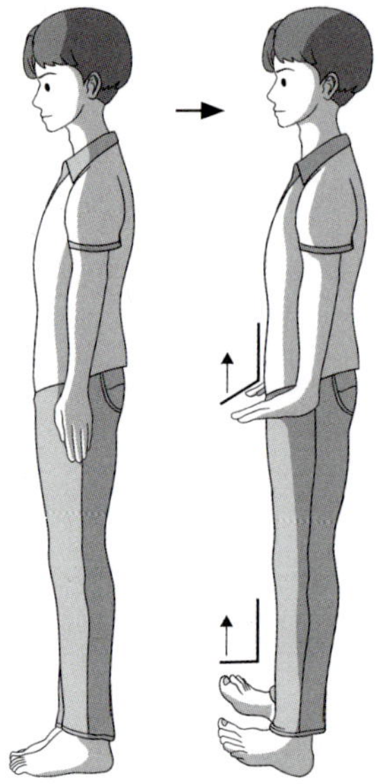

첫 번째, 대칭적 손목, 발목 굽힘 운동

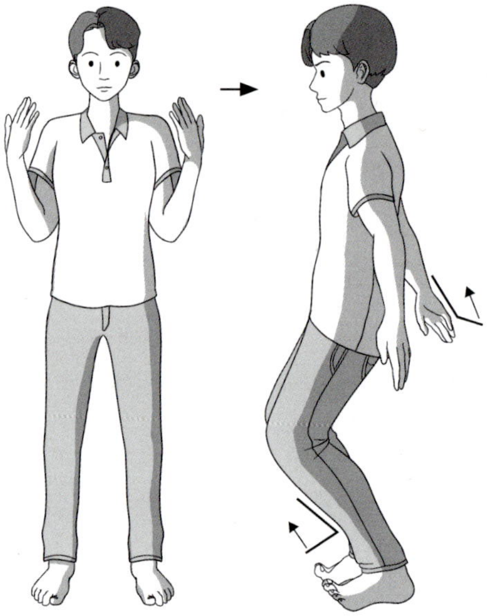

두 번째, 대칭적 팔꿈치는 펴고 다리는 구부리는 운동

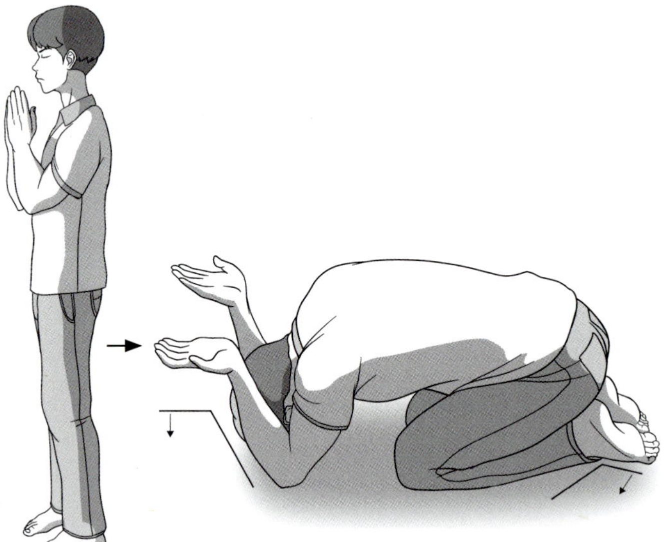

세 번째, 절하는 운동

세가지 운동(6가지 동작)

## 3. 좌우가 있는 몸

### (1) 링컨대통령 얼굴은 심한 좌우 불균형 I

머리와 꼬리뼈를 중심에 두었을 때, 몸은 좌우의 대칭성을 가지게 된다. 양쪽 어깨, 엉덩이뿐만 아니라 양쪽 귀, 볼과 눈 등 몸은 좌우로 균등한 듯 자리해 있다.

병원에서는 시진(visual analysis)이라 하여, 이러한 좌우 불균형의 정도를 파악하고 기능 이상을 진단하기도 하고, 치료 후 좌우 균형의 호전 상태를 비교할 기초로 삼기도 한다. 일반적으로 시각적 정보가 정확한 건 아니지만, 비뚤어진 좌우에 대해서만큼은 유독 눈에 거슬린다.

미국의 안과 학자 로널드 피시먼은 링컨의 얼굴에 대해 심한 좌우 불균형이 있다고 주장하며, 왼쪽 눈과 눈의 윗두둥이 튀어나와, 왼쪽 뼈가 오른쪽 뼈보다 둥글고 가늘며 들어가 있는 상태라 현대의학에서 말하는 '안면 왜소증'이라고 밝히고 있다.

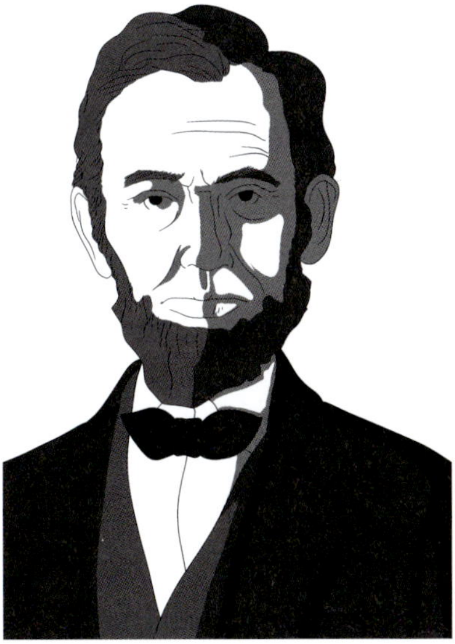

좌우 음영이 차이가 나는 링컨 얼굴

링컨의 사진을 보면, 이마의 주름, 귀의 높이, 눈의 크기, 입가의 주름 등 세월의 흔적들이 고스란히 남아 그렇게 보이는 것이 아닌가 싶기도 하지만, 로널드 피시먼의 말처럼 어쨌든 좌우가 대칭적이지는 않아 보인다.

거울 앞, 지금 자신의 얼굴과

몸을 들여다본다면, 얼굴의 좌우, 좌우 어깨가 대칭인가를 확인하는 것은 어렵지 않다. 대부분의 경우 어딘가 모를 삐뚤림과 찜찜한 쳐짐이 있어 보인다. 육안으로도 그렇겠지만, 과학에선 어느 누구의 얼굴도, 몸도 좌우가 같을 수 없다고, 비대칭이라고 못을 박고 있다. '얼굴의 오른쪽과 왼쪽이 확연히 대칭적으로 같지 않다!' 라는 안면왜소증을 앓는 링컨의 얼굴처럼은 아니겠지만, 어느 정도 우리네의 얼굴과 좌우의 몸은 비뚤하긴 매 한가지다.

'눈이 짝짝이야, 고개가 삐뚠데, 가방을 너무 한쪽으로만 메어서 왼쪽 어깨가 쳐져 있네!' 하는 좌우의 비대칭에 대한 찜찜한 불안정성을 확인하곤 한다. 그래서인지 옷걸이에 엉성하게 걸려있는 외투를 지나치지 못하고 강박처럼 좌우 대칭을 맞춰 걸어 놓고 싶은 마음이 든다.

이러한 이유로 비뚤어진 외모에 불편한 이들은 체형관리라는 간판을 눈여겨볼 수밖에 없다. 척추 교정이나 바른 체형관리라는 테마로 3개월, 6개월 등의 기간과 함께 널려 있는 광고에 자꾸만 끌리게 된다.

하지만 패키지 공산품처럼 몸의 교정이 3개월, 6개월로 가능할까? 살아온 세월만큼, 스무 살이면 20년, 마흔이면 40년이라는 몸의 역사를 가지고 있는 것이다. 단 3개월, 6개월로 어찌해 볼 수 있는 것이 몸의 역사가 아니다. 교정이라는 유혹에 흔들릴 수는 있겠지만, 잠시 몸의 좌우 불균형에 대해 올바로 고민해 본다면, 내버려도 될 비대칭의 자연스러움마저 불편해 하는 것은 아니었는지 먼저 생각해 볼 일이다.

### (2) 링컨대통령 얼굴은 심한 좌우 불균형 II

과연 몸은 좌우가 대칭적으로 균형 있게 태어났을까? 그런데 환경의 적응 속에서 그리고 잘못된 자세와 습관이 지금의 볼품 없는 비대칭적인 모습으로 만들어 놓았을까?

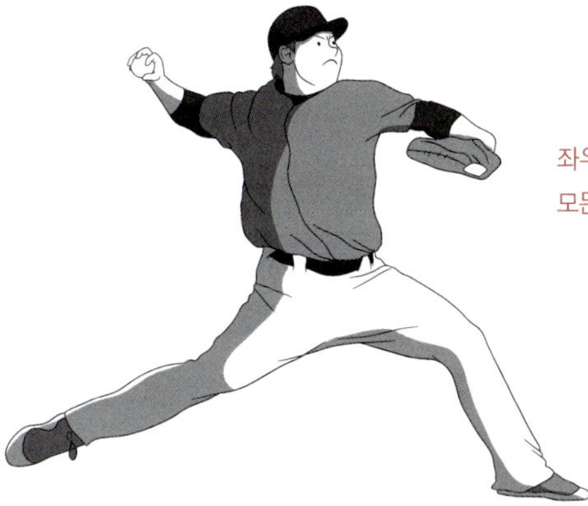

좌우 뒤틀림과 회전움직임만이 일상의
모든 동작들을 쉽게 만들어낸다.

아니면 이미 태어날 때부터 비대칭이었고 그것을 통해 비뚠 웃음을 짓고 엇갈린 자세로 물건을 나르고 손과 발, 몸을 비틀어 공을 던져 그래서 어쩔 수 없이 비뚤어진 구조에, 비뚤어진 움직임을 반복하여 더욱 비뚤어진 데로 굳어져 버린 것은 아닐까? 만약 그렇다면 지금의 좌우 불균형은 눈에 거슬릴뿐 아무런 문제도 없는 것은 아닐까?

세상에 태어나 움직이며 살아가는 내내 모든 행위는 비대칭이며, 회전 움직임이었다. 링컨의 심한 좌우 불균형적인 얼굴처럼은 아니겠지만, 좌우가 시작된 이래 몸은 좌우가 균등한 움직임을 한 적이 없다. 다시 태어난다 하더라도 비대칭과 불균형은 마찬가지다.

뼈나 관절 등의 구조가 비교적 좌우 대칭적으로 태어난 것은 사실이지만, 움직임이 시작된 이래 대칭적 움직임은 비효율적이며, 회전움직임을 만들기 위해서는 좌우가 함께 동시에 작용할 수 없는 일이다. 회전움직임, 비대칭적 움직임으로 인해 뒤틀려진 몸은, 또 비뚤어진 움직임이 아니고서야 할 수 없는 수많은 움직임의 학습과 반복으로 몸은 더더욱 대칭적 움직임을 잃어갈 수밖에 없다. 대칭적 모습이란 살아 움직이는 몸에겐 있을 수 없고 있어서도 안 될 정도로 비대칭적 움직임이 합리적이고 그로 인해 드러난 좌우의 불균형은 당연한 것이다.

그런데, 이처럼 자연스럽게 비뚤어진 몸을 바로잡고자 한다. 척추 교정과 바른 체형관리라는 명목하에 대칭을 만들고자 한다. 이들은 처음부터 '좌우가 대칭이었다.'라는 믿음에서 시작하여 생활 속 적응의 비뚤어진 몸을 뜯어 맞추려 한다.

또한 지금의 비대칭은 이미 자리 잡은 뼈대의 이야기이다. 성형과 같은 교정으로 일정 틀 속에서 찍어 내는 플라스틱과 같은 몸일 수 없다. 그런데도 과교정의 원리로 조각을 하듯 코는 크게, 입술은 작게 하는 생각으로 몸을 교정한다면, 또 그래서 원래 없었던 좌우의 대칭이 혹여 만들어졌다면, 여전히 비딱한 몸짓을 하며 살아가는 움직임들은 그 뼈대들을 대칭으로 유지할 수 있을까?

척추 교정, 바른 체형관리로는 불가능하다. 그들 또한 이 같은 불가능을 모르면서 교정과 관리를 말하는 것은 분명 아닐 것이다.

그렇다면 삐뚠 몸을 바로잡겠다는 의미는 뼈대 구조에 있는 것은 아니다. 가능할 수 없는 대칭적 구조를 수동적으로 맞추려 애쓰기보다 비딱한 몸짓을 어떻게 기능적으로 균형되게 할 것인지에 관심을 가져야 한다. 교정과 관리의 목적은 좌우 골격의 틀이 아니라. 좌우 불균형적 구조를 인정하고 이러한 비대칭적 골격을 가지고 어떻게 하면 기능적으로 균형을 맞춰 나갈 것인가에 있어야 한다.

정면에서 찍은 정형화된 반명함판 사진이 딱딱하고 어색해 보이는 것처럼, 자신의 비대칭을 숨기려는 듯 기능적으로 뒤틀린 아름다운 각도를 찾는데 의미를 두어야 할 것이다.

### (3) 아수라 백작

인도 신화에 보면, 착한 신들과 적을 이루는 나쁜 신의 총칭 '아수라'라는 신에 대한 이야기가 있다. 인드라와 같은 신에 대적하는 악한 무리가 아수라다. 사실 아수라는 악한 신이 아니었다고 한다. 그런데 인드라가 아수라의 딸을 허락없이 취하자 격노한 아수라가 싸움을 걸어왔고 인드라는 위험에 처한다. 전투에서 패해 도망가던 인드라는 전차 앞에 금시조의 둥지가 있는 것을 보고 알을 보호해야겠다는 생각에 전차를 돌려 아수라 쪽으로 다시 향한다. 아수라는 이것이 인드라의 계략일 것이라 생각하고 오히려 후퇴하였고 이것으로 위기를 모면한 인드라는 아수라에게 승리한다. 그때부터 인드라에 대적하는 아수라는 악, 불의, 재앙을 의미하는 마신(魔神)으로 취급받게 되었다.

아수라의 모습은 한쪽은 악의 얼굴로 또 다른 한쪽은 선의 얼굴로 표현되어 있다. 기억하겠지만, 만화영화에서도 그와 비슷한 얼굴이었다. 얼굴과 몸을 좌우로 여자와 남자 둘을 합쳐 하나로 만들었고 그 이름이 아수라 백작이었다.

아수라 백작 모습 그대로 반을 나눠 한쪽은 여자의 얼굴과 목소리를, 또 다른 한쪽은 남자의 얼굴로 굵직한 남자의 목소리를 낸다. 얼굴뿐만이 아닌 반쪽 몸은 여자, 그 나머지

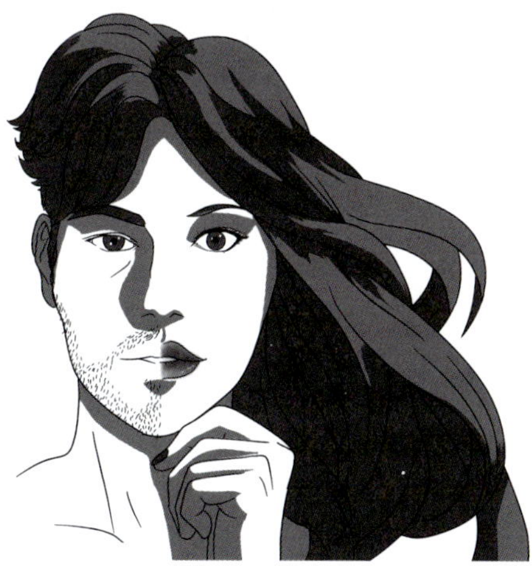

손으로 반을 가려 보면, 한쪽은 남자, 한쪽은 여자의 두 얼굴을 볼 수 있다.

반쪽은 남자로 기능적으로 좌우가 비대칭인 요상한 캐릭터다.

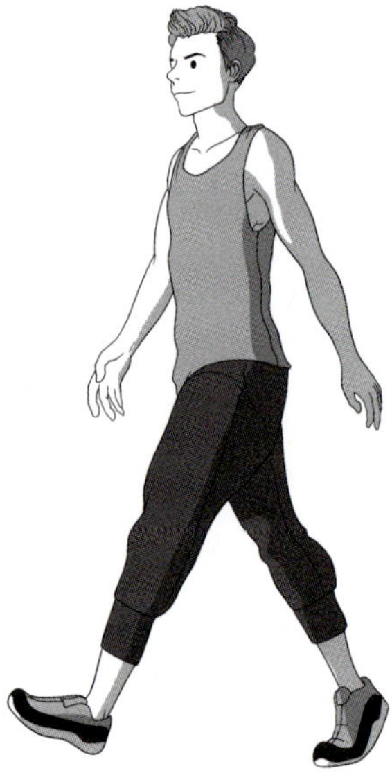

걷기 : 좌우가 교차해야만 걸을 수 있다.

이러한 좌우의 서로 다른 이중적 모습이 거북스러울 수 있지만, 몸의 기능적 측면에서 빗 대여 보면 나름의 의미가 있다. 공을 던지거나, 물건을 들 때처럼 하나의 목적을 향한 좌우의 엇갈린 교차 움직임이 아수라 백작의 비대칭적 모습과 닮아 있기 때문이다.

걷는 모습을 그려봐도 쉽게 알 수 있다. 한발이 앞서면 다른 발은 뒤에, 한 팔이 앞서면, 다른 팔은 그와 다른 뒤에 있어야 하듯 팔은 팔대로의 반대 움직임을, 다리는 다리 나름대로의 반대 움직임을 해야 한다. 전체적으로 팔과 다리는 서로 교차하여 좌우가 엇갈리는 회선움직임을 만들어낸다. 머리와 꼬리뼈를 중심에 놓고 교차된 자연스런 움직임이 에너지 소모를 줄이고 움직임 과정에서 발생할 수 있는 충격 흡수와 이동이라는 기계적 이득을 모두 가능케 한다.

모든 동적인 움직임은 이와 같이 교차를 통한 회선을 만들 때 효율성이 극대화된다. 누워있는 자세에서 일어나 앉고, 앉았다 다시 일어서고 그리고 걷기라는 최종적 움직임을 할 때, 이렇게 이어지는 과정 중 좌우가 서로 함께 한 적은 없다. 혹 좌우가 엇갈림없이 동시에 함께 작동하여 움직임을 한다면, 좌우 회전 움직임을 만들지 못하여 에너지의 과소모와 기계적 충격을 받을 수 밖에 없다. 좌우 동시적 대칭 움직임은 몸 어딘가는 분명 묵직한 불편

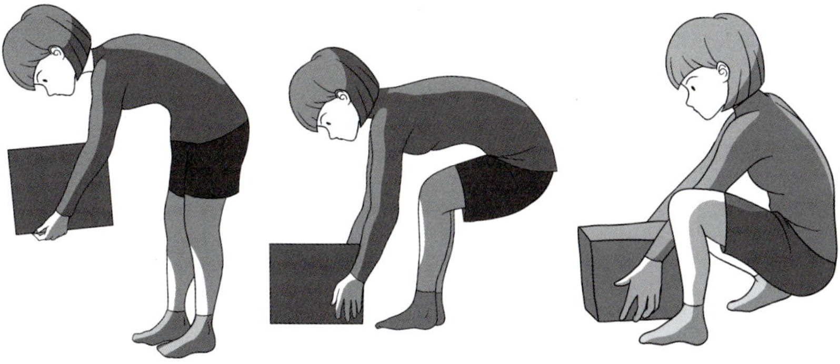

(X) (△) (O)

물건드는 자세. 첫 번째 다리가 펴지고 두 발이 나란히 있다. 두 번째 다리는 구부리고 있지만 두 발이 나란히 있다. 세 번째 가장 이상적인 물건 드는 자세가 된다. 두 다리는 구부리고 두 발이 엇갈려 있다. 비대칭 움직임이 올바른 몸의 기능을 만들어낸다.

감이나 통증을 주게 된다. 좌우의 뒤틀림 없이 벌떡 일어나고 또 벌떡 누울 때, 허리에 가해지는 강한 충격을 쉽게 경험할 수 있다. 한 손을 짚고 비틀어서 일어서야 허리에 무리를 주지 않는다. 누울 때도 마찬가지다. 몸을 비틀어 한 손을 먼저 짚고 구르듯 누워야 이상적인 움직임이 된다.

즉, 한쪽 팔다리가 몸에서 멀어지듯 열려 있으려 할 때, 반대쪽 팔다리는 몸 가까이로 닫히려 움직임여야 한다. 그렇게 목적하는 일에 좌우가 서로 최대한 엇갈려 있을 때 가장 이상적인 움직임을 완성할 수 있다.

하나의 움직임을 만들어내는 몸의 역학과 기능에 있어서 만큼은 좌우가 서로 달리하는 아수라 백작의 기능을 닮아야만 한다.

### (4) 링컨과 아수라 백작의 싸움

만일 뼈대 구조를 담당하는 링컨의 얼굴과 좌우가 서로 다른 기능적 역할을 하는 아수라 백작에게 문제가 생긴다면 어느 쪽에 더 큰 의미를 두어야 할까? 링컨 얼굴 골격의 불균형이 먼저일까?, 아니면 아수라 백작의 비대칭적 기능에서 오는 이상이 문제일까? 링컨과 아수라 백작의 싸움이라면 어느 편에 서겠는가?

링컨의 비뚠 얼굴을 좌우 대칭으로 만드는 것은 요즘의 성형기술에서 본다면 일도 아니다. 하지만 뼈대 구조의 좌우 모양만 똑같다고 하여 좌우의 기능적 조절도 저절로 맞춰지는가에 대한 생각은 두고 볼 일이다.

뼈대 구조를 덮고 있는 연부조직(피부, 근육, 인대, 건, 혈액 등), 특히 기능에 속해 있는 근육은 새로운 구조에 겉옷을 바꿔 입듯 그렇게 간단한 문제가 아니다.

뼈대 구조의 성장과 함께 기능적 불균형 역시 나타날 수 밖에 없다. 불균형의 차이가 때론 심할 수도 그렇지 않을 수도 있겠지만, 어쨌든 좌우로 자리한 골격 구조물들은 기능과 사용도에 따라 얼마든지 바뀔 수 있다. 뿐만 아니라 성장이 끝나고 난 뒤라면, 뼈대 구조는 이미 만들어진 틀을 갖게 된 것이고 그 틀 속에서 큰 변화 없이 습관과 기능적 익숙함으로 굳어져 버린다. 그래서 성장이 끝난 성인들의 뼈대 구조는 선택의 여지없이 보기 싫든, 불편감이 있든 간에 이 뼈대 구조를 갖고 퇴행으로 늙어가야만 한다.

예를 들어, 지팡이를 짚고 구부정하게 걷는 노인을 볼 때면 척추를 펴 똑바로 높게 세우고 싶은 마음으로 '우두둑' 교정을 한다면, 생각하기도 싫겠지만 그 노인은 그나마 지팡이에 의존해 걷던 걸음조차 걷지 못하게 될 것이다.

노인은 이미 자신의 뼈대 구조에 대해 근육은 적응이라는 것을 했다. 뼈는 휘어지고 굽었지만 기능적으로 충분한 혈액순환이 가능하기 때문에 겉으로 보는 안타까운 마음만큼 노인 자신은 큰 불편감을 느끼지 못한다. 이와 같은 예가 극단적일 수는 있지만, 골격의 뒤틀림은 약간의 불편함과 보기 싫을 뿐, 살아가기엔 무리가 없다는 얘기다.

목뼈가 '삐뚤어졌어!' 하며, '우두둑' 교정으로 순식간에 맞춰 놓지만, 교정으로 돌려진 뼈는 이웃한 척추뼈와 그 새로운 자리를 자신의 자리로 인식하지 못한다. 그 이유로 바르게 맞춰진 뼈대에 대해 기능을 담당하는 근육은 새로운 자리가 어색하고 낯설기만 하다. 마찬가지다. 익숙했던 예전의 그 자리로, 원래의 위치로 되돌아가는 것이 기능의 역할이기 때문이다.

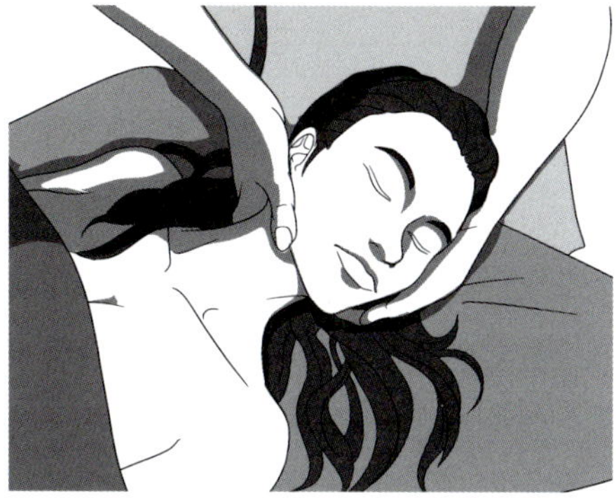

순식간에 이뤄지는 목뼈의 교정 '우두둑'

또한 구조인 뼈대를 조정하는 일은 순간일 수 있지만, 기능인 근육은 그렇지 못하다. 반복된 몸짓이 자세를 만들었고 그렇게 지속된 자세는 뼈대라는 구조의 변형을 낳았다. 누군가의 힘으로, 외부적인 충격으로 올바르다고 생각하는 위치로 '획' 뼈대 구조를 돌려놨다 하더라도 이를 유지할 수 있는 기능은 근육에 있다. 하지만 근육은 순간을 유지하는 것이 아닌 오랜 시간을 두고 학습되고 기억된 익숙한 기능만을 반복한다.

다 커버린 뼈대 구조를 바꾸고 싶다면, 얼마나 움직일 것인가, 얼마나 제한된 움직임을 하고 좌우를 기능적으로 맞출 것인가에 초점을 두어야 한다. 이 모든 일은 근육이 할 일이지, 구조인 뼈대가 결정하는 것은 아니다. 지금의 삐뚠 뼈대 구조는 오래된 기능적 습관의 결과에 지나지 않는다. 그래서 골격을 맞추는 링컨의 얼굴은 기능을 맞춰야 하는 아수라 백작에 앞설 수 없다.

### (5) 몸이 한 쪽만 더 아픈 이유 Ⅰ

'목이 오른쪽으로 안 돌아가요', '왼쪽 엉덩이가 아파요', '오른쪽 무릎 안쪽이...' 하며 통증이 생기면 언제나 그렇듯 어느 한쪽만을 집중하여 공격하는 듯하다. '정 가운데가 아파요!' 라고 불편을 호소할 수도 있지만, 이 또한 왼쪽이나 오른쪽으로 움직여 정 가운데에 통증을 일으킨 것이기에 어느 한쪽만의 문제로 보아야 할 것이다.

통증은 왜 편측에만 집중되는 걸까? 서둘러 답하면, 좌우가 교차하는 대각선 또는 비대칭적 회선움직임의 불균형으로 생각된다.

인체는 외관상 둥글지 않은 곳이 없다. 그래서 그들이 하는 움직임이란 결국 원을 그리듯 휘어지고 뒤틀린 회선움직임을 만들어낸다. 일상의 모든 움직임은 각각의 둥근 작은 구조물들의 결합으로 이뤄진다. 손가락으로부터 시작하여 손목 회선움직임 이어 팔꿈치, 어깨로 이들이 모여 팔의 전체적인 회선움직임을 만든다. 일상의 모든 움직임이 이러하다.

회선움직임은 몸이 갖는 구조에서 만들어 낼 수 있는 최상의 전략이다. 작은 힘으로 큰 이득을 내는 비트는 힘이다. 하지만 움직임을 하다 보면, 비트는 힘이 약하기도 하고 지나칠 수도 있다. 또한 작은 구조물들의 순차적인 동원 없이 큰 회선움직임을 만들기 위해 온몸을 대신 비틀기도 하는 보상움직임도 생기기 마련이다.

이럴 때 그 움직임의 가장 취약한 한쪽에 문제를 일으키며, 한쪽만을 집중하여 아프게 한다. 예를 들어, 빠르게 공을 던지는 투수의 한쪽 허리나 한쪽 허벅지의 부상이 그렇고, 강력한 슛팅을 하는 다리보다 반대쪽 발목에 손상을 입는다. 종종 힘에 부치는 물건을 좌우로 흔들어 들어 올릴 수는 있겠지만 한쪽이 제대로 된 회선움직임에 문제가 발생할 경우 목이든, 허리든 어느 한 부위가 뻐근하게 뭉치고 결리는 불편함을 겪게 된다.

잘못된 회선움직임은 약한 부위나 한쪽의 과부하로 인해 나사를 강제적으로 비틀듯이 손상을 주게 된다. 움직임의 효율성을 높이고자 좌우의 뒤틀린 움직임을 해야 하지만, 움직임의 과정 중 또는 움직임이 끝나고 난 뒤 그 회선적 충격은 어느 한 부위에 집중적으로 남아 있을 경우가 많다.

아이러니 하지만 그 충격의 시작은 좌우의 잘못된 뒤틀린 움직임이 아니다. 좌우의 동시적 움직임의 반복이 이미 뒤틀려 있을 몸 어딘가에, 취약한 그곳을 맹렬히 파고들면서 시작된다. 마치 몸이 강시가 되었을 때처럼 움직이고 그것이 비뚠 어느 한쪽을 공격하기 때문이다. 중국의 좀비 정도로 이해할 수 있는 강시는 몸이 굳어 관절을 구부리지 못하고 두 팔을 앞으로 내밀고 두 발을 모아 깡충깡충 뛴다. 강시는 기능적 움직임으로 보았을 때, 좌우를 갖고 있지 않다. 그저 통나무처럼 앞으로 뒤로 넘어졌다 벌떡 일어나고 몸 전체를 이용하여 팽이처럼 돌 뿐이다.

몸이 강시와 같은 움직임을 따라 할 때가 일상에선 너무 많다. 두 발을 같은 위치에 놓고 물건을 들어 올리는 동작이 그렇고, 또 앉았다 일어설 때, 두

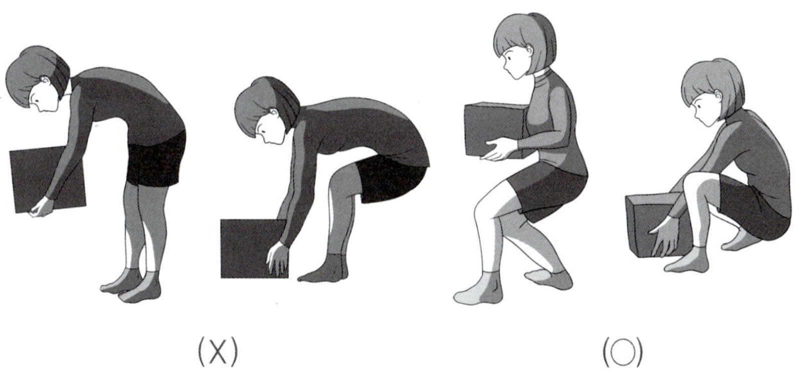


두 발을 나란히 대칭으로 위치한 상태에서 물건을 드는 것은 엇갈린 두 발로 물건을 드는 것보다 중추가 되는 허리의 과도한 움직임을 일으키며, 이것이 허리의 어느 한 부위에 뒤틀림이 남아 통증을 유발시키게 된다.

발을 나란히 놓고 일어 설 때가 그렇다. 옆으로 틀어 눕지 않고 그대로 벌떡 누웠다, 벌떡 일어날 때 강시가 하는 움직임과 다르지 않다. 그렇게 반복된 좌우의 동시적 움직임은 취약한 어느 한쪽을 지속적으로 압박할 것이고 그 이유로 오른쪽과 왼쪽 중 어느 한쪽만을 유독 아프게 한다.

### (6) 몸이 한 쪽만 더 아픈 이유 II

앉아있는 다든지, 서 있는 그대로의 같은 자세를 한 시간이고 두 시간이고 오랜 시간 지속하는 것은 몸에 좋을 리 없겠지만, 그렇다고 하여 심각한 몸의 이상을 일으키는 것은 아니다. 뻐근함 정도일 뿐이다. 갑작스런 통증이나 응급한 상황을 맞는 경우는 한 자세를 그대로 유지했을 때에는 좀처럼 발생하지 않는다.

오히려 지속적으로 유지된 자세에서 새로운 동작으로 바뀌려 할 때 즉, 움직임의 시작과 끝에 위험이 도사리고 있다. 서 있다 앉는다든지, 누웠다 일어난다든지 하는 지속적 행위(자세)를 멈추고 새로운 동작이 일어나는 순간, 몸은 기계적으로 가장 큰 부하의 충격을 받게 된다. 특히, 이때 회선움직임 없이 대칭적으로 몸을 움직인다면 회선움직임의 기계적 이득이 있다, 없다를 뒤로하더라도 어마어마한 충격이 몸의 한구석을 집중하여 갑작스런 통증이나 응급한 상황을 낳게 한다.

100 m 달리기 출발 자세를 보면 발이 어떻게 놓여야만 정적에서 동적 움직임을 할 때 힘을 내는지 알 수 있다. 두 발이 엇갈려 있다. 두 발이 같은 선상에 나란히 있다면 출발 시 꽤나 큰 힘을 들여야만 할 것이고 합리적인 회선움직임은 힘을 과하게 쓰고 난 후, 뒤늦게 일어나게 된다. 일상 움직임의 출발도 마찬가지다. 강시와 같은 좌우를 나란히 둔 대칭이었다면, 자세

를 변화시키는 비대칭, 회선의 짧은 순간적 움직임은 강력하게 힘을 몰아 쓰고 난 뒤에 일어난다. 그 힘이 충분히 발휘되지 못하거나 동원되는 여러 부위의 유기적 관계가 깨졌을 때, 그 중 어느 한 부위는 파괴적 손상을 감당할 수 밖에 없다.

뿐만 아니라 대칭이라고 생각하는 두 발은 감각적으로나 또는 우세한 오른 발, 열세한 왼발을 가지고 있어 두 발이 나란히 위치해 있다 할지라도 기능적으로 서로 같지 않다. 동시에 두 발에 동일한 힘을 주었다 하겠지만 감각과 기능적 역할이 다른 두 발은 균등한 움직임을 만들어내지 못한다. 그렇게 몸 어딘가에 그리고 어느 한쪽에 그 불균형적 충격을 쌓이게 한다.

발끝부터 머리까지 이어지는 움직임으로 몸은 충격의 흡수나 충격이 머무

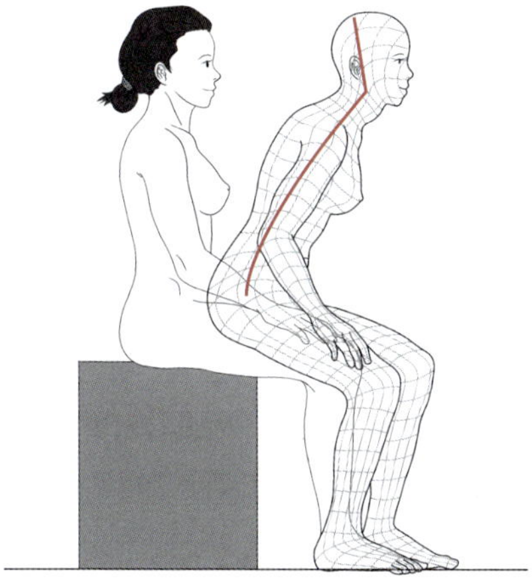

(X)

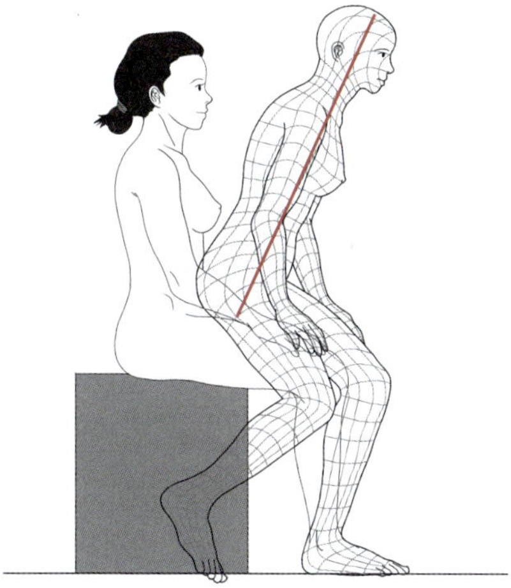

(O)

**앉아있다 일어서는 발의 위치.** 첫 번째 두 발이 나란히 대칭으로 일어설 때, 두 번째 발을 엇갈려 일어설 때. 앉아있다 일어서는 움직임은 우선 머리의 위치를 중요시 해야 하지만, 자세 교정없이 발의 위치만을 보았을 때 첫 번째 나란히 위치한 발은 체간의 이동거리를 커지게 하며 머리를 뒤로 젖히고 턱을 앞으로 빼내는 동작이 일어난다. 이는 두 번째 엇갈린 발에서 볼 수 없는 잘못된 앉아있다 일어서기 동작이다.

르는 장소가 되어서는 안 된다. 발끝에서부터 머리까지의 몸은 충격이 거쳐 나가는 통로쯤으로 생각해야 한다. 걷는 모습을 상상할 때, 아래로 끄는 중력, 한발 한발 딛을 때마다 받는 지면으로부터의 충격, 이 두 힘 사이에 몸이 있고, 그 두 힘이 몸을 통로 삼아 지나가도록 걸을 때 이상적인 보행이라 할 수 있다. 어떠한 이유로 이 두 힘이 몸을 거쳐 사라지지 않는다면, 그 힘은 몸의 어느 한쪽만을 몹시도 아프게 할 것이다.

### (7) 디스크, 개미의 힘으로 무너지다. I

디스크는 모양이 타원형으로 척추뼈 사이에 있으며, 중앙은 젤리와 같은 반고체 형태의 수핵(nucleus pulposus)과 이를 둘러싼 원판 모양의 섬유륜(annulus fibrosus)이라는 조직으로 구성되어 있다.

디스크 질환의 손상 정도는 크게 두 가지로 나눠질 수 있는데, 첫 번째로는 팽윤(bulging)과 돌출(protrusion)이라는 형태다. 디스크 섬유륜의 찢어짐 없이 척추와 척추 사이의 위치에서 부풀거나 밀려나 이로 인해 이탈한 디스크가 척수신경을 자극하는 손상으로 흔히 가벼운 디스크라 할 수 있다. 이와 달리 디스크 내 섬유륜이 찢어져 수핵이 섬유륜을 뚫고 나온 상태로 수핵이 흘러 척수신경을 압박하는 경우도 있다. 수핵 탈출증(herniated nucleus pulposus, HNP)이라 한다. 이들 두 경우 모두 디스크 질환으로 신경을 눌러 압박하고 허리뿐만 아니라 다리까지 이어지는 통증을 일으키지만, 수핵 탈출증이 보다 더 심각하다.

디스크는 '목 디스크, 허리 디스크'라는 그 원인에 대한 심각성보다는 일상 용어처럼 결과로서 가벼이 입에 오르내린다. 디스크는 흔히 말하듯 충격흡수라는 완충 역할을 한다. 그러한 디스크 자체가 삐져나왔다면 그 안에 있을 내용물은 장력을 사방으로 고르게 전달하지 못하여 한쪽으로 쏠리게 된 것이다. 또한 섬유륜이 찢어져 수핵이 터져 흘러내렸다면 그나마 버틴 장력 흡수력의 한계를 넘어 수핵을 담고 있는 그릇에 금이 가고 깨진 것과 같다.

생활 속에서 움직이다 보면, 디스크가 바깥쪽으로 밀려 나가고 또 안쪽으로 들어오기도 한다 쳐도, 섬유륜이 찢어진다는 것은 쉽게 납득하기 어렵다. 어쨌든 디스크든, 수핵 탈출증이든 이런 상황이 되려면 엄청난 힘이 디스크에 가해져야 한다.

디스크는 수직적으로 2,800 뉴톤(대략, 280 kg)의 힘을 이겨낼 수 있다고 한다. 웬만한 힘으로는 꿈쩍도 하지 않는 것이 디스크의 강도다. 적어도 디스크에 흠집을 내기 위해서는 2,800 뉴톤 이상의 부하가 걸려야 한다.

2,800 뉴톤의 힘은 순수하게 디스크가 이겨낼 수 있는 부하를 말하며, 디스크 외 디스크가 밀려나는 것을 주변 인대와 근육들이 디스크 만큼이나 강력하게 버텨준다. 이같이 견고한 디스크가 또는 섬유륜이 터져 디스크 내용물인 수핵이 흘러나왔다면, 상상하기 힘들 정도의 강한 충격을 받았다는 것인데, 일상의 행위 어디에도 그러한 물리적 충격을 찾아내는 것은 쉽지 않은 일이다.

그렇다면 디스크는 얼마만큼의 힘을 견뎌내느냐의 문제가 아니라, 디스크를 붕괴시키는 힘이 일상에서 어떻게 만들어졌는지에 관심을 가져야 한다.

### (8) 디스크, 개미의 힘으로 무너지다. II

섬유륜이 찢어질 만큼의 힘을 인체는 어떻게 만들어냈을까? '공공의 적' 이라는 영화에서 피의자가 진술을 받던 중 여러 칼을 놓고 시범을 보이는 장면이 나온다. 피의자의 현란한 손놀림을 지켜보다, 하는 말이 "얘는 아냐, 칼을 돌리잖아" 한다.

칼잡이들은 돌려서 찌르는 동시에 돌려서 빼는 동작을 취한다고 한다. 피부는 약한 장력을 갖고 있는 조직이어서 쉽게 찢어지고 상처를 낼 수 있지만, 피부밑 근육층으로 들어갈수록 장력은 강해지고 칼과 같은 외부자극에 근육의 강력한 보호성 수축으로 인해 깊은 상처를 입히지 못한다는 것을 칼잡이들은 안다. 그래서 돌려 찌르고 돌려 뺀다.

디스크가 밀려 나가거나 섬유륜을 후벼 파 찢어 놓고 수핵이 흘러나오는 것 역시 이와 같은 돌리는 힘이 작용해야 했을 것이다. 나사못(screw)을 박

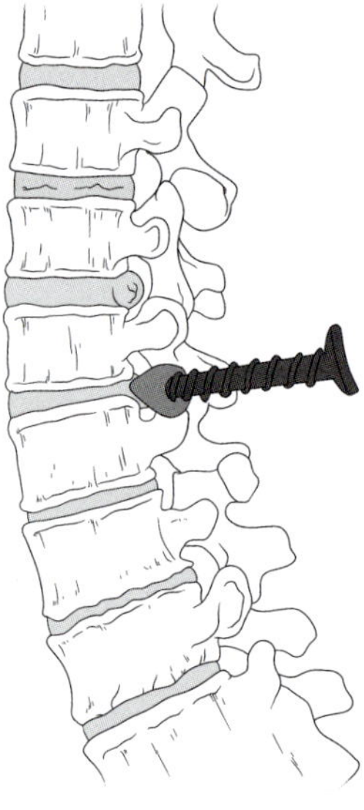

디스크의 섬유륜이 찢어질 수 있는 역학
나사 못을 박듯 회전 움직임이 있어야 디스크에 손상을 줄 수 있다.

듯 압박하면서 돌려, 깊이 그리고 넓게 조직을 헤집어 났을 것이고, 작은 회선의 힘으로도 질기고 질긴 섬유륜을 야금야금 찢어 놓기에 충분하다.

디스크 환자들은 '난 몸을 비튼 적이 없어요!' 항변할지도 모른다. 사실, 대부분의 몸 움직임은 앞쪽으로만 치우쳐져 있다. 앞만 보고 걸었고, 앞으로만 구부리고, 자주하는 것은 아니지만 뒤로 젖혔을뿐 비튼 적은 없었다. 때론 뒤에서 누군가 나를 부를 때 '획'하고 잠시 돌렸을 뿐이다.

그럼에도 불구하고 디스크가 찢어졌다. 회전이나 돌리는 동작을 하지 않았음에도 디스크엔 비틀지 않고 서는 생길 수 없는 상처가 생겨버렸다. 그림에서 볼 수 있듯, 척추와 척추 뼈 사이 디스크의 좌우 균형이 깨져 있다면, 회전없이 순수하게 앞으로 구부리는 동작을 했다 할지라도 이미 균형을 잃은 척추 사이의 디스크는 앞으로는 좁아지고 뒤쪽으로만 밀리지 않는다. 좌우로 치우친 상태에서 앞으로의 굽힘은 한쪽으로 기울인 좁은 공간을 축으로 하여 넓은 쪽으로 비틀어지며 나사못을 박듯 회전움직임이 작용한다.

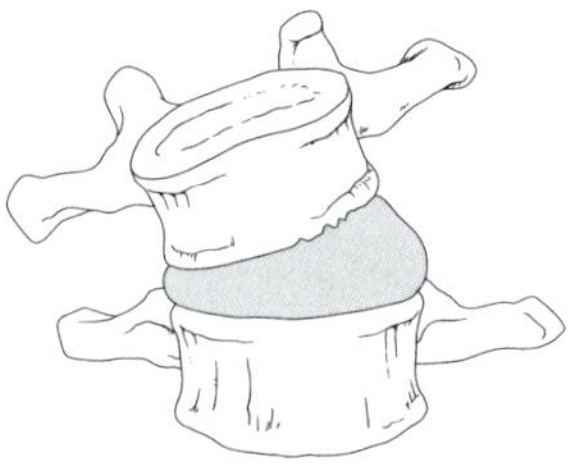

척추뼈 사이의 디스크가 좌우 균형을 잃어버렸을 때 단순한 굽힘과 폄 운동이라 할지라도 그 디스크는 회전 힘을 받는다.

동물은 머리와 꼬리가 정해지고 나면 왼쪽과 오른쪽이 저절로 결정되는 것처럼, 인간의 얼굴과 꼬리뼈로 앞뒤와 중앙이 정해지면 몸의 정중앙에 위치한 하나의 척추도 좌우를 가지게 된다. 오른쪽 팔과 왼쪽 팔, 그리고 오른쪽, 왼쪽 다리를 가지듯 생활 속에서 척추는 좌우로 기울기 마련이다.

좌우의 평형을 잃은 척추뼈는 디스크의 모양을 바꿔 놓는다. 정중앙에 있지만 이미 기울어진 척추는 순수하게 앞으로만 또 뒤로만 움직였다 할지라도 회선적 움직임이 없었다고 볼 수 없다. '난 비트는 동작(회전 움직임)을 한 적이 없어요!' 억울해 하지만, 몸속에서의 좌우 식별력은 일상의 보이는 모습과는 달리 선명한 디스크 질환의 통증으로 뒤틀려 있다는 것을 보여주고 있다. 어느 한쪽으로 디스크가 밀려나고 또 어느 한쪽으로 수핵이 흘러나오게 하는 나사못 박기가 비뚠 척추뼈 사이에서는 오늘도 쉴 새 없이 일어나고 있는 것이다.

나사못이 거의 다 뚫고 들어갈 때쯤, 낭떠러지 끝에 다다른 순간처럼 순수하게 앞으로만 구부린 허리는 탱크가 아닌 개미의 힘만으로도 디스크는 무너질 수 있다.

한 가지 덧붙이자면, 척추뼈 사이의 디스크 붕괴는 결과이지 원인이 아니다. 결과에 매달려 하나의 디스크 붕괴에 초점을 맞춘다면, 피해자만 만들 뿐 가해자를 찾지 못할 수도 있다. 디스크의 붕괴를 일으킨 그 힘이 어떻게 만들어졌는지를 먼저 고민하고 몇 번 디스크라는 결과에 대한 미시적 관점을 접고 머리부터 발끝까지, 그리고 몸통, 척추를 중심으로 나뉜 좌우 팔다리의 전체적 이해를 가질 때 디스크는 극복할 수 있다.

# 일상을 보지 않는 병원과 치료

## 제 Ⅲ 장

# 제 Ⅲ 장

# 일상을 보지 않는 병원과 치료

## 1. 수술과 비수술의 싸움

'디스크 수술'을 검색해 보면, 제일 많이 눈에 띄는 말들이 있다. '칼을 대지 않고 디스크를 제거한다.', '수술없이 디스크 치료한다.', '허리디스크 수술없이 완치할 수 있다.', '허리, 수술만이 능사가 아니다.', '허리 수술 90%가 가짜다.'와 같이 수술에 대한 부정적 이미지를 일관되게 강조하며, 수술을 신중히 고려해야 하고 경계해야 하는 것처럼 말한다.

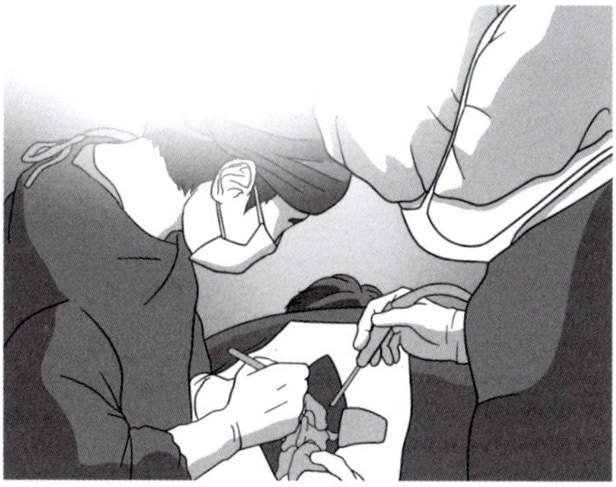
디스크 손상 중 5%에 해당하는 디스크 수술

비수술적 주장은 이렇다.

몸은 치료 혹은 회복의 생물학적 능력이라는 강력한 시스템을 갖고 있다. 그래서 이것을 일깨워 주는 도수교정 치료, 약과 함께 추나치료 또는 무중력 보행훈련, 체외충격파 치료 등을 통해 수술 없이 나을 수 있다고 한다. 얼핏 들으면 수술 없이 나을 수 있겠구나 싶다.

하지만 이 같은 비수술적 주장에서도 절망스러운 5% 이상의 환자는 수술을 받아야 한다고 인정하고 있다. 그렇다면 비수술적 방법들은 5%에 해당하는 수술적 처치를 최소화하기 위해 그렇게 처절한 수술과의 전쟁을 벌이고 있는 걸까? 아니면, 거대 95%에 달하는 디스크 환자를 유혹하기 위한 방법으로 끔찍한 5%의 수술을 들먹이는 걸까?

비수술적 방법을 강조하는 병원들은 환자들에게 이러한 전제 조건을 단다. '이 약을 먹고 이 치료를 받으면' 좋아진다고 한다. '무리하지 마세요!', '심한 허리사용을 피하세요!' 라는 피상적 지시와 함께 한결같이 잘못된 자세나 습관에 대한 지적을 한다. 과연 그들의 말처럼 따른다면, 좋아질까? 그 약과 그 치료가 지금까지 함께한 디스크 탈출증을 사라지게 하고 통증으로부터 자유롭게 해 줄 수 있을까?

디스크 탈출증은 '포아'와 같다. 포아 라는 말은 '허성도의 도시를 걷는 낙타 2' 중에 나오는 가상의 식물이다. '물 한 방울 나지 않는 사막에도 포아 라는 풀이 산다. 이 풀은 5 cm의 길이로 산다. 그러나 이 짧은 길이를 유지하기 위해 땅 밑으로 600 km 길이의 뿌리를 뻗는다.' 라고 하면서 '포아' 라는 식물을 설명하고 있다.

지면에 드러난 5 cm의 풀이 삐져나온 디스크로 본다면, 그 디스크의 원인이 되는 뿌리는 600 km인 셈이다. 눈에 보이는 디스크 탈출증은 보이지 않는 곳에서, 가늠하고 알아차릴 수 없을 만큼의 긴 뿌리를 가지고 있다.

이 약과 이 치료의 조건과 '자세를 바로 하세요!' 라는 가벼움 만을 믿고 병원 문턱을 닳고 닳게 밟아도 낫지 않는 경우가 허다하다. 급기야는 정작 필요한 수술시기를 놓쳐 좋지 않은 예후를 보일 수도 있다.

무조건 수술을 권하는 병원은 없다. 하지만 무조건 이 약과 이 치료를 해야만 나을 수 있다는 병원은 널려 있다. 수술과 비수술과의 상업적 싸움은 디스크 환자에게 고통만을 줄 뿐 무의미하며, 이제는 멈춰야 한다. 디스크 탈출증은 몸의 역사와 같다. 지금까지 어떻게 살았는지, 살아온 세월이 녹아 있는 몸의 역사가 디스크 탈출증이다. 깊고 긴 과거로부터 이어진 지금의 몸에 대해 천천히 바라보고 알아차리고 이해하는 과정이어야 한다.

포아와 같이 지면에 삐져나온 결과인 오늘의 디스크를 잘라내는 수술로 완치를 보장할 수 없는 일이며, 또 몸의 과거를 간과한 채 이 약과 이 치료밖에 없다는 식의 절대적 전제로 겁박하는 병원 역시 단순 수술적 치료의 예후와 다르지 않을 것이다.

## 2. 5분에 바뀌는 몸의 역사 I

'뚝' 하는 찜찜한 소리와 함께 엉거주춤한 움직임으로 '뼈가 부러졌나 봐요?', 캄캄한 두려움 속에서 디스크로 진단받게 되면, 환자는 올 것이 왔다는 식의 절망과 더불어 분주해진다. '어떻게 하지?', '디스크 치료 잘하는 병원은 어디지?', '디스크에는 어떤 운동이 좋지?' 두서없이 온갖 걱정과 불안으로 뒤섞인 채 디스크 치료법들을 찾아 나선다. 병은 알리라 했던가! 여기저기 낯선 병원들을 기웃한다. 병원 문턱을 넘는 발걸음은 마치 나를 버리지 말고, 내게 희망을 달라는 무거운 기대를 품고 있지만, 병원은 늘상 있는 일이라 별거 아니라는 듯 가벼이 여긴다.

'어렵지만, 쉽진 않겠지만, 열심히 치료하면 생활하는데 크게 지장은 없을 것'이라고 병원은 자신들의 부담과 책임을 덜어내면서 환자의 실망과 희망 사이에 걸쳐 놓은 채 치료하자 한다.

20분의 핫팩, 5분의 초음파 치료, 그리고 15분의 전기치료와 견인치료로 묵묵히 병원 치료에 내 몸을 맡겼지만, 하루하루 나을 수 있다는 믿음은 날이 갈수록 켜켜이 짙어진 안개처럼 아득하기만 하다.

이러한 상황에서 날카로웠던 한 방, 그 날의 '뚝'소리가 선명하게 자꾸만 떠오른다. '뚝' 했다면, '뚝' 하는 것으로 해결되지 않을까? 강력하고 공격적인 새로운 치료가 필요한 것처럼 '우두둑' 하는 도수

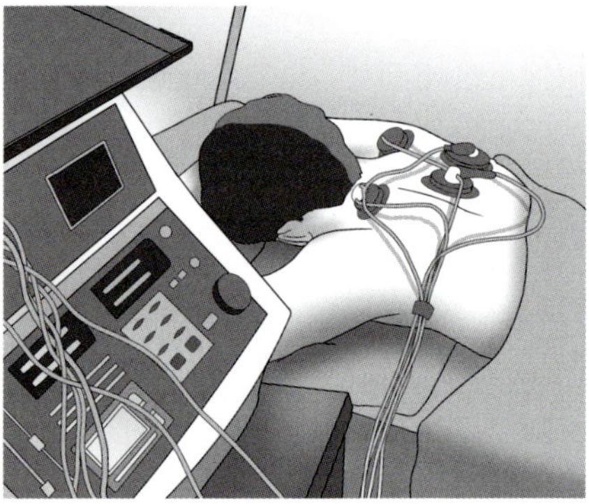

틀에 박힌 일반 물리치료

치료에 마음이 간다. 그렇게 시작된 도수치료는 '퉁퉁, 퉁퉁', '우두둑' 순식간에 어긋났던 뼈를 맞춰버린 듯 요란하게 이뤄진다. '우두둑' 소리는 그동안의 밋밋한 물리치료의 체증을 날려버리기에 탄산처럼 개운한 느낌이 들게 한다. 이 치료만 잘 받으면 나을 것 같은 믿음이 교정 소리의 크기와 함께 한없이 기대고 싶다.

도수치료를 할 때면, 매번 환하게 밝혀진 형광등 불빛에 X-ray 사진 몇 장 꽂아 두고 디스크가 삐져나온 거리를 표시하고 골반에 자를 대어 쭉쭉 선을 긋고 각도계로 움직임의 정도를 측정하여 차트에 기록한다. 환자 자신의 아픈 몸처럼 희뿌옇고 너덜한 뼈들에 여러 개의 선들과 차디찬 각도계를 대고 몸을 새로운 미래의 대칭적 틀 속에 맞추려 듯 요란한 설계 작업들이 반복되어진다.

잣대의 미세한 변화들 속에 이만큼 좋아졌다고 조금만 더 치료를 받으면 거의 괜찮을 것이라고 말하지만, 실상 환자 자신은 큰 변화를 느끼지 못한다. '안 받는 것보다 낫다' 하는 자조 정도의 효과일 때도 많다. 오히려 치료비와 치료 강도의 세기에 "이만한 치료비를 내고 어긋난 뼈를 '우두둑' 맞춰진 것이 아니냐!" 하는 믿음에 찬 마음이 그나마 효과(플라시보, placebo)를 본 것일지 모른다.

## 3. 5분에 바뀌는 몸의 역사 II

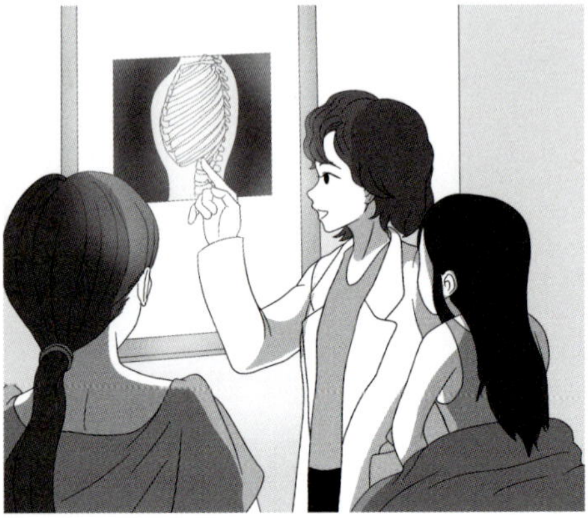

X-ray 사진 설명

몸 곳곳에 생채기 같은 상처가 차곡차곡 쌓여 까칠하기도 하고 때론 맨들맨들 곡선을 그리기도 하고 좁아지고 넓어지기도 한 흉터투성이의 흔적들은 뒤로하고, 흑백 사진 한 장을 펼쳐 들고 장황하고 요란한 작업 속에 흰색 뼈들의 곡선만을 선명하게 그려낸들 무슨 소용이 있을까.

디스크 부위가 아닌 다리 길이를 재면서 머리부터 발끝까지로 치료적 범주를 넓혀가며 복잡하고 다양한 것처럼 치료법들을 내세우지만, 전체론적 치료(holistic treatment)와는 또한 거리가 멀다. 조각조각 나눠 보기를 하고 그 조각을 현미경으로 확대하여 전체적으로 들여다봤다 하는 것이 맞을지 모르겠다.

5분의 치료시간이 흐른다. '우두둑', '쿵쿵', 다시 '우두둑' 순식간에 5분의 도수치료가 끝이 난다. 이 5분의 치료를 받기 위해 몇 시간을 걸려 달려왔고 도착한 내내 또 몇 십 분의 시간을 기다려야만 했다. 그런데 5분 만에 실질적인 치료는 끝이 난다. 여기서의 5분은 치료시간의 길고 짧음을 얘기하는 것은 아니다. 지금의 몸은 지나온 역사를 고스란히 담고 있다는 것이며, 몸이 낫는다는 것은 몸이 가지는 역사를 돌이켜, 그 역사를 바탕으로 어제보다 나은 단계로의 오늘의 변화를 써 내려가는 과정이어야 한다는 것이다.

하지만 이 아쉽기만 한 5분의 치료가 지금까지 살아온 40년, 50년의 긴 몸의 역사에 흠집이라도 낼 수 있을지 의심스럽다. 혹여 그렇게 맞춰질 몸이라면 걸으면서, 지하철에서 또 계단을 오르내리는 일상의 과정에서 부딪치게 될 수많은 충격들에 대해 또 그렇게 쉽게 무너질 수 있다는 말이다. 5분에 맞춰진 몸은 위태롭다. 조심한다고 하였지만, 무심한 몸은 오늘도 삐뚤어져 있다. 어제와 별반 차이가 없는 죄스런 몸을 오늘도 차디찬 치료 테이블에 눕혀야 한다. 어긋난 두 다리를, 엉덩이를, 허리를, 등을 누르고 목을 비틀며 맞춰 놓고 '더 조심하세요!' 하며 또 내일을 기약한다.

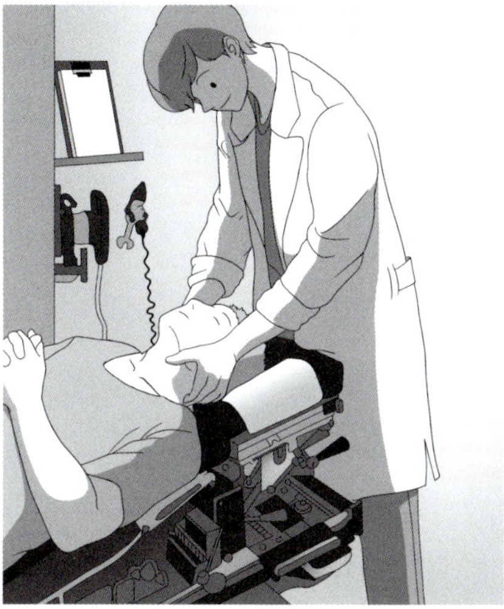

순식간에 이뤄지는 '우두둑' 도수치료

좀처럼 다리의 길이도, 척추의 만곡도, 통증도 만족스럽지 못하다. 어렴풋이 뼈를 둘러싼 회색의 근육들처럼 희뿌연 시간만을 하염없이 보낸다.

왜, 맞춰 놓은 것들이 예전의 모습으로 회귀하는 걸까?, 왜 새롭게 맞춰진 몸을 유지할 수 없는 걸까? 몸은 지독스럽게 과거에 집착한다. 그럴 수밖에 없다. 살아온 세월만큼, 그리고 주어진 환경에 대해 그저 묵묵히 버텨냈고, 버텨내고 있는 몸이다. 이러한 몸에 새로운 환경(도수치료)은 그저 '고생 많았다!' 위로에 불과할지도 모른다.

아무리 뛰어나고, 이름난 병원이라 하더라도 5분, 1시간 만에 그리고 3개월, 6개월 만에 몸의 역사를 바꾼다는 건 쉽지 않은 일이다. 또 5분 만에 바뀌는 몸의 역사라면 그 역사는 5분 만에 다시 쓰여질 수 있다. 때문에 몸은 그렇게 맞춰지고 맞춰야 하는지 의심을 가져야 한다. 약한 게 몸인가? 지금까지 그렇게 약한 몸의 역사로 살아왔는가?

## 4. 도수치료의 가치 I

목이나 허리의 통증으로 치료를 받아 본 경험이 있는 사람들이라면 알겠지만, 그나마 '괜찮았었어!'라고 느꼈던 치료가 있었다면, 그것은 치료사가 직접 손으로 해주는 도수치료(manipulation)였을 것이다.

도수라는 치료법은 '徒手' 말 그대로 '맨손으로 하는 치료'라는 뜻으로 '카이로프랙틱(chiropractic), 추나요법, 마사지' 등처럼 딱히 하나의 이름을 가진 것이 아닌 손으로 조작하는 모든 치료를 말한다. 병원마다 서로 다른 치료법처럼 그들만의 독특한 치료법인 양 내세우며 자랑하지만, 뭉치고 어긋난 신체구조에 대해 손으로 치료한다는 의미에선 크게 서로 다르지 않다.

도수치료 과정은 늘 이렇다. 환자에게 X-ray나 MRI를 보여주면서 '여기 보이시죠? 휘어진 거, 정상적인 만곡은 이래야 하는데 뒤쪽으로 밀려나 있죠, 디스크가 신경을 누르고 있네요.' 한다. 내 속을 훤히 들여다보며 이어지는 말들 속에서 이미 환자는 빨리 원래대로 돌려 놀 방법이 있기만을 희망한다. 이윽고, 이 도수치료를 받으면 더 이상의 손상을 막고 통증없이 정상적인 생활도 가능할거라 한다.

속이 다 들여다보이는 증거 앞에서 아픈 사람이 무슨 할 말이 있겠는가! 소홀했던 몸에 대해 스스로 떳떳할 수 없는 죄인으로 만들며, 낯선 치료대 위에 몸을 눕힌다.

"자, 여기 누우세요! 힘 빼시고요, 아프지 않으니 놀라지 마세요.", "우두둑!", "이번엔 엎드리세요!", "쿵쿵, 쿵쿵, 우두둑!", "다 됐습니다. 잠깐만 누웠다. 일어나세요!" 한다.

치료는 참 빠르다. 순식간에 머리부터 발끝까지 전문가적 손길을 느끼지도 못한 채 모든 치료가 끝이나 버린다. "체중 부하가 큰 천장관절(sacroiliac joint)이 비뚤어져 허리, 다리까지 아프고 이는 또 턱관절, 목과 짝을 이뤄 서로 바꾸어 영향(Lovett Brother relationship)을 줄 수 있으므로 이곳을 치료하면 인체의 고유한 치유능력(inherent capacity)이 일어나 스스로 낫는다고" 정신없이 상기된 환자를 안심시키려는 듯 연신 치료원리와 방법들을 소개한다.

한 번, 두 번 도수치료의 횟수가 거듭되면서 처음 가졌던 도수치료의 두려움도 차츰 익숙해져 간다. 이제는 치료사의 지시없이도 눕고, 옆으로, 엎드리고, 똑바로 눕기도 하며 치료 수순에 맞춰 알아서 자세를 취하기도 한다. 서로에게 맞춰진 듯 치료사의 숙련된 손놀림만큼 환자도 재빠른 적응을 한다.

처음 벌거벗은 X-ray 사진을 볼 때가 언제였던가! 치료에 대한 그 떨린 마음과 두려움 그리고 기대는 온데 간데없이 은행 업무처럼 귀찮은 일 중 하나쯤으로 도수치료에 익숙해져 버린다. 때때로 요령을 피기도 하여 치료를 미루고 건너뛰기도 한다. '적응'이라는 속성이 갖는 무료함 때문이다.

분명한 것은 도수치료가 갖는 가치는 뼈가 맞춰진다는 '우두둑, 우두둑'이라는 강력한 믿음과 기계적 조작만으로 끝나는 것이 아니다. 도수치료로부터 잊고 있었던 몸에 새로운 자극이 시작되고, 그 자극으로부터 내 몸의 변화를 환자 스스로 관심을 갖게 하는 데 있다.

몸이 아픈 이유가 무료한 일상의 반복에 대한 따끔 경고라는 것을 잊지 않는다면, 어제와 오늘, 별다를 것 없이 반복되는 지금의 도수치료는 건너뛰고 대충 받아도 되는 치료에 불과하다.

## 5. 도수치료의 가치 II [이병동치(異病同治) – 동병이치(同病異治)]

도수치료는 컨베이어 벨트에 올려진 상품처럼 정해진 공정에 따라 자동적으로 이뤄지는 것 같다. 환자가 바뀌어도 도수치료의 손길은 바뀌지 않는다. 비슷한 증상의 환자이기에 그럴 것이라 생각도 들지만, 다음 환자도 또 그다음 환자도 모두 다 같은 방법의 도수치료를 반복하고 있다.

이는 X-ray나 MRI에서 보여주는 선명한 흑과 백의 구분처럼 몸을 획일적이고 기계적으로 본 탓일까? 그래서 모든 환자는 정도의 차이일 뿐, 정해진 틀 속에서 동일한 치료를 적용해도 무방하다는 이유에서일까? 또는 이병동치(異病同治)적 생각으로 병은 다르나 척추에 문제가 있다는 원인에서 같은 치료를 하는 것일까? 왜 동병이치(同病異治)적 사고로 질병은 같지만 환자는 다르다 라는 치료는 빠져 있는 걸까?

몸은 단지 뼈나 근육과 같은 구조들의 잘못된 움직임이나 또 그 구조물들만에 국한해서 통증을 유발하는 것은 아니다. '아픔'이라는 것을 온몸으로 느끼고 있는 유일한 사람, '환자'는 몸의 해부학적 구조뿐만 아니라 나이, 성별, 직업, 성격 등 각자의 개인적인 특성을 가지고 있는 고유한 존재로서 충분히 서로 다른 이유로 같은 통증을 호소할 수 있다.

손의 지문이 모두에게서 다르듯 이 세상 어디에도 똑같은 얼굴과 똑같은 특성을 가진 '나' 와 같은 사람이 있을까! 만약 몸을 흑백 사진(X-ray) 한 장을 들여다보는 것처럼, 흑백으로 구분 짓고 동일한 구조와 기계적 기능이 일관성 있게 같은 거라면 치료는 누구나 같을 수 있다. 또한 이와 같다면 치료는 동일한 진단명 아래 개인의 다양성을 무시해도 무방하다. 그리고 도수치료 후, 누구나 같은 결과를 낳아야 한다.

그러나 사람이 어디 그런가! 이 세상 어떤 누구도 비슷할 수는 있지만, 같을 수는 없다. 수 많은 환자들 중 동일한 치료에 대해 누구는 좋아지고 누구는 그저 그렇기도 하고, 또 누군가는 되레 더 악화되기도 한다.

각기 다른 고유한 특성을 가진 사람이기에 그렇다. 그에 따라 동일한 치료의 효과도 남들이 아닌 '나' 이기에 다를 수 있는 게 맞다. 도수치료는 종잡을 수 없는 몸의 예후를 환자의 탓으로 돌리기도 하겠지만, 그보다 앞서 같은 질병일지라도 그것을 앓고 있는 환자는 다르다 라는 차이를 도수치료에선 전제되어야 한다.

어느 누구는 앓고 있는 병에 대해 감사까지는 아니어도 인정하고 수용하는 마음을 가지고 있다. 또 어느 누구는 부정하고 분노하며 저주를 퍼붓기도 한다. 또 어느 누구는 병에 대해 적극적, 소극적일 수 있다. 이런 이들에게 획일적이고 동일한 치료법이란 가당치 않은 것 같다.

질환에 대한 치료적 범주를 나누고 그에 따른 보편적 치료들의 적용을 그럴 수 밖에 없는 임상적 현실을 고려할지라도, 다름의 차이는 여전히 치료의 가치에서 가장 높은 자리를 차지하고 있어야 한다.

지금 이 순간에도 수 많은 치료법들을 세상에 내놓고 있는 이유는 기존 치료의 한계라기보다는 환자 개개인에 대한 다양성을 살피는 고민에서 비롯된 것이 아닐까 생각한다.

도수치료의 가치는 그 사람에게 걸맞는 또는 그 사람만을 위한 유일한 치료법이 따로 있을 때 빛을 뿜어내며 드러나는 것이어야 한다. 자동적이며, 반사적으로 의례히 이뤄지는 도수치료에 요행을 바라는 현실이 아쉽기만 하다.

## 6. 우두둑

'우두둑!' 어긋난 뼈들이 제자리를 찾아 맞춰진 것처럼 속이 시원하다. 뻐근한 목을 한번 쯤 돌려 봤을 사람은 알겠지만, '우두둑' 하는 소리는 언제나 만족스럽다. 언제부터일지는 모르겠지만 자가적으로 경험한 '우두둑'은 하루에도 몇 번씩 '우두둑, 딸깍' 습관적으로 목을 돌리게 한다. 쉴 새 없이 어긋났다, 다시 '획, 획' 돌려 어긋남을 맞추는 것처럼 수시로 목을 비틀어 댄다.

참고로, 관절에서 '우두둑, 뚝' 하는 소리가 나는 이유는 여러 가지지만, 그 중 대표적인 원인은 기포의 형성 때문이다. 관절에는 혈액의 순환이나 관절 자체의 사용도에 따라 관절 내부의 압력변화나 혈액의 정체로 인해 뼈와 뼈 사이를 이루고 있는 관절을 감싸는 구조물들에 틈이 생기게 되고 그 틈 사이에 가스가 자리하게 된다. 가스로 가득해진 기포는 관절의 움직임이나 압력이 가해졌을 때 터트려지게 되고 이때 '우두둑' 또는 '뚝' 하는 소리를 낸다. 한 번 터진 기포는 다시 가스로 채워질 때까지 시간을 필요로 한다. 이에 소리를 냈던 동작을 다시 반복할지라도 일정 시간이 흐르지 않고 서는 '우두둑, 뚝' 소리를 들을 수 없다.

혹, 움직일 때마다 매번 '뚝, 뚝' 하는 소리가 난다면, 이것은 다른 이유다. 관절 면을 감싸고 있는 관절낭 외 인대나 힘줄(건)이 순간적으로 자리를 이탈할 때 나는 소리다. 인대와 힘줄은 관절의 움직임이 일어날 때 관여하는 구조물로써 일정시간이 지나야만 나는 기포가 터지는 소리와 달리 움직일 때마다 '뚝, 뚝' 하는 소리가 나며, 일부러 그 소리를 반복적으로 만들어 낼 수도 있다.

하나의 뼈와 하나의 뼈가 만나 이뤄진 관절은 골격구조에서 혈액순환이 가장 저조한 부위가 되며, 정체가 심하게 일어나는 곳이기도 하다. 그렇다면 인체에서 부위 별 가장 많은 관절을 가지고 있는 곳은 어디일까? 단연코 척추다. 전체 척추뼈는 33개의 뼈와 관절을 이루며, 또 흉추와 같은 경우는 앞으로는 복장뼈와 뒤로는 흉추의 뼈들과 좌우 12쌍의 늑골로 이어진 관절 덩어리라고 해도 무방하다.

'우두둑, 뚝' 하는 소리를 가장 많이 낼 수 있는 부위가 목과 허리며 등이다. 단일 관절에서 쉽게 '우두둑, 뚝' 소리를 만들 수 있는 곳은 손가락이나 무릎 정도일 뿐이지만, 척추뼈 관설은 결합된 관절 수만큼 소리를 낼 수 있다. 또 다르게 말한다면, 순환의 정체를 가장 많이 품고 있는 곳이 척추뼈라는 말이며, 그 중에서도 상대적으로 움직임을 쉽게 만들 수 있는 목과 허리는 돌리고 비틀어 소리를 내기에 어렵지 않다.

답답한 일상에서 탄산 가득한 사이다 한잔 들이키는 마음으로 목과 허리를 돌리고 비틀어 '우두둑, 뚝' 기포를 터트린다. 꽉 막힌 곳이 뚫린 것처럼 순식간에 '휙, 휙' 돌려진 관절들은 기름을 친 듯 부드럽고 시원하게 움직인다. 한 번 맛본 개운한 쾌감은 중독처럼 자꾸만 반복하게 만든다. 급기야 기포가 채워지기도 전에 돌리고 비틀기도 하고, 억지로라도 그 소리를 듣고 싶어한다.

어느 날, 무리한 탓일까! 전처럼 목을, 허리를 돌리고 비틀 때마다 걸리는 듯 이상하다. 움직일 때마다 들리던 '우두둑, 뚝' 소리 대신 찌르는 통증이 목과 허리의 돌리고 비트는 움직임을 막아 선다. "왜 이러지?" 불안한 마음으로 찾은 병원에선 '나이에 비해 퇴행이 빨리 왔네요!' 한다.

## 7. 우두둑의 중독

자가적으로 청량한 '우두둑' 소리에 중독이나 된 것처럼 목과 허리를 돌리고 비틀어 되는 것이 좋은 걸까? 뻐근하니 답답하여 그럴 때마다 목을 연신 '우두둑' 돌리고 비트는 것은 부드러워지고 시원한 의미로 끝이 나는 것일까?

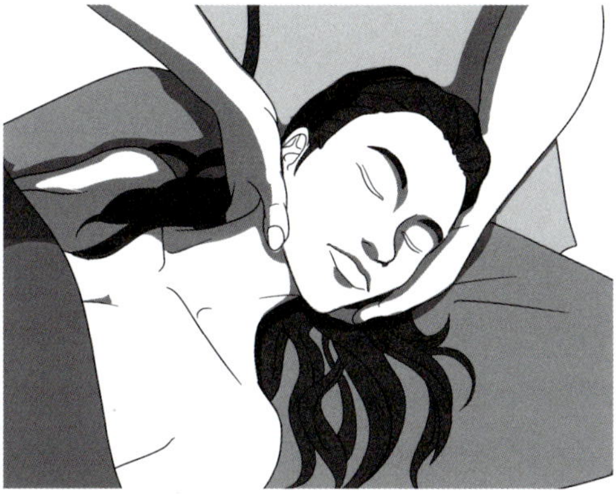

반복적 '우두둑'의 도수치료는 아무리 조심한다하더라도 척추뼈의 불안한 과대 움직임을 만들 수 밖에 없다.

치료 중 들려오는 이와 비슷한 소리도 있다. 치료 과정 중 '우두둑' 소리를 내는 것과 자가적으로 내는 소리는 같은 소리가 아니다. 치료에서는 환자의 몸이 충분히 이완된 상태에서 근육의 작용 없이 순수하게 외부적인 치료의 힘만으로 이뤄진다. 자가적인 근육의 사용을 철저히 배제시킨 상태에서 치료적 힘은 관절에 직접적으로 전달되게 하여 관절 주변 조직에 손상을 최소화한 후 소리를 낸다. 이에 비해 자가적으로 소리를 내는 경우는 움직임을 만들 근육의 사용과 그로 인한 관절 내의 비틀림이 함께 작용한다. 따라서 어쩔 수 없이 관절 내 미세손상을 감수할 수 밖에 없는 소리다.

치료 과정 역시 반복적으로 관절을 돌리고 비트는 것은 그리 좋다 할 수 없다. 목이나 허리 관절의 디스크뿐만 아니라 손목, 어깨, 팔꿈치 등 대부분의 관절 문제는 움직임의 측면에서 본다면, 너무 많이 움직여서 발생한 과대움직임(hypermobility)의 손상이다. 관절이 감당하기 어려울 정도의 많은 움직임과 그로 인한 위치의 불안정성 때문에 관절에 문제가 발생한다. 어긋날 때도, 어긋난 것을 맞출 때도 소리를 내지만, 아이러니하게도 소리 나는 부위는 모두 과대움직임이며, 과다 사용에 속해 있다.

습관적으로 손가락을 '우두둑 또 우두둑' 했을 경우, 손가락 마디가 불룩 커져 있는 것을 볼 수 있다. 과다 사용의 증거다. 의례히 '우두둑' 돌리는 스스로의 행위는 근육의 움직임과 함께 관절의 과다 사용을 부추긴다. 이와 같은 반복적 행위는 점차 관절 주변을 닳게 하고 관절은 과대움직임으로 안정성을 잃게 한다. 이에 근육들은 불안해진 관절을 붙잡으려 뻣뻣하게 긴장할 수밖에 없다. 그때마다 근육은 뭉치고 뻐근해지며 또 그 답답함을 풀고자 돌려 '우두둑!' 소리로 해결하려 든다. 또다시 관절의 과다 사용이 유발되고 어느새 근육들은 팽팽한 긴장으로 관절 주변을 꼼작하지 못하도록 감싼다. 또 뻐근해지고 답답해지는 악순환의 반복이다.

아픈 사람도, 때론 그 아픔을 치료하는 사람도 일단은 소리를 내고, 소리를 듣고 움직임이 커지면 좋아진 것으로 생각한다. 자가적인 소리든, 치료 과정에서 유발된 소리든 이것은 중독에 가깝다. 특수감각인 청각신경을 자극하는 '우두둑' 소리는 소리만으로 그치지 않는다. 내 몸이 어긋났고 '우두둑' 소리와 함께 맞춰진 것이라고 상상을 자극한다.

하지만 존사노는 이것을 전형적인 플라시보(placebo, 유효 성분없이 심리적 효과만으로 호전을 보이는 위약) 효과라 하였다. 이러한 '우두둑'이 마음에 들어, 기쁘게 만드는 거짓 효과쯤으로 말하고, '우두둑' 소리에 대한 중독을 지적하고 있다.

자가적 또는 치료에서 만연하고 있는 '우두둑'은 귀 담아 들을 일이다.

## 8. 이러다 말았는데! Ⅰ

습관적으로 목과 허리를 돌릴 때 목과 허리 중 취약한 곳에서는 한계점을 넘어 서게 되고, '이러다 말았던' 증상이 조절 불가능한 극심한 통증으로 변해 버리고 만다. 흔히 병원을 찾는 사람들의 과거력이 이렇다. '이러다 말았는데, 한 번도 이렇게까지 아픈 적이 없었는데' 왜 이런 통증이 갑작스럽게 생겼는지 이해할 수 없다는 식이다.

환자들은 잘못 없는 벌(통증)처럼 뒤통수를 맞았다 하지만, 분명한 것은 움직이는 인간으로서 자연스럽게 생길 수 있는 통증은 처음부터 감당하기 힘들 정도의 통증이 아니라는 것이다. 유심히 살피지 못했다. 세월 속에 나이를 먹고, 일에 치이고, 스트레스가 쌓이고 커져갈수록 소홀히 여겼던 '이러다 말았는데' 라는 소소한 삐그덕거림은 한순간 몸을 무너뜨리게 한다. 병원에서는 이를 "임상적 증상으로 나타나지 않은 손상"으로 치료를 받지 않아도 될 정도의 미세한 손상의 결과라 말하며, 과도한 사용과 잘못된 사용으로 인해 축적된 자연스러운 문제로 여긴다.

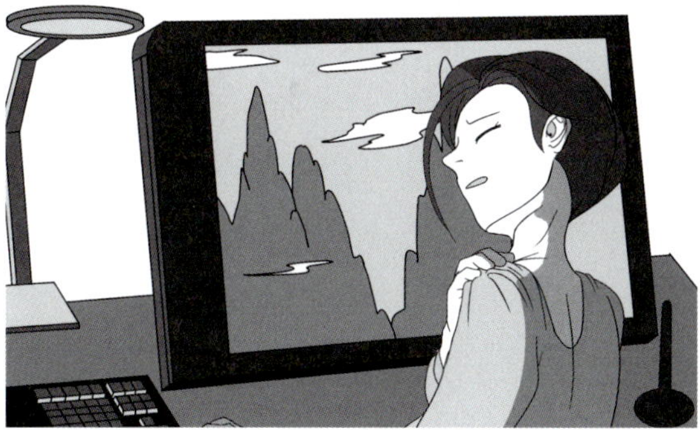

일상에서 경험하는 대부분의 근골격계 질환은 눈여겨 보지 않고 대스롭지 않게 넘겼던 '이러다 말았는데'의 불편함들이다.

'뒷목이 뻐근해', '어깨 좀 주물러 줘', '오래 앉아있었더니 허리가 뻑적지근해' 등, 하루에도 몇 번씩 겪는 일상의 몸이 그것이다. 그래서 인지 대부분의 경우 근골격계 질환을 매우 흔한 빈번하게 앓는 성가신 감기 정도로 생각한다.

또 목, 허리, 무릎 등의 아픔이 일상적인 경험이라서 그런지, 근골격계 문제만큼은 전문가가 따로 없는 것처럼 보이기도 한다. '어제 좀 무리했어', '이러다 괜찮아져', '진통제 하나 먹고 쉬면 나아', '뜨거운 찜질이 좋아', '아파도 움직여야 굳지 않아', '마사지 받으면 좋아져' '괜찮아, 나는 그것보다 더 심했는데, 병원가서 주사 한대 맞았더니 괜찮아졌어' 하며, 각기 서로 다른 수많은 경험과 치료법들의 향연 속에서 자신들의 증상을 대수롭지 않게 넘긴다.

근골격계질환은 이처럼 일상과 너무 가까운 나머지 지레 짐작하고 방치하기 일쑤다. '이러다 말았는데'의 뒤늦은 후회와 함께 어찌해 볼 도리가 없을 때 부리나케 병원을 찾는다. 병원 역시 급한 통증 앞에서 혼의(昏醫, 환자가 위급하면 저도 덩달아 허둥대는 자. p.144)적 치료를 할 수 밖에 없다. 사실, 환자가 병원을 오기 전부터 이미 일상의 문제가 환자에게 일어났음을 알고 있었지만, 지금은 그런 문제를 따질 때가 아니다. 급한 불부터 꺼야 한다. 통증부터 잡아야 한다. 하루, 이틀 서둘러 통증이 잡혀 나간다. 살만하다.

## 9. 이러다 말았는데! II

그쯤, "이제 거의 통증이 없는 거 같은데 어떡하죠?" 환자의 질문에, "움직이세요! 통증이 완전히 사라지고 난 뒤 움직이면 그동안 쓰지 않아 약해진 근육들로 통증이 오래 갈 수 있어요!, 조심하세요!" 하며 병원의 역할을 끝낸다.

병원의 이와 같은 말은 목이든, 허리든 근육의 기능적 측면에서 보면 쓰지 않아 생길 수 있는 약화에 대한 걱정이다. 문제는 아픈 사람 자신이 경험했던 '이러다 말았는데'의 전형적인 일상에 대한 주의를 병원은 잊은 것 같다. 급한 불을 끄느라 체력을 다 소진한 것인지, 아니면 소소한 일상의 문제들이 그리 큰 문제가 되지 않는 것인지는 모르겠지만, '조심하세요, 무리하지 마세요', '혹 다시 아파지면 바로 오세요!' 로 다시 아파질 것을 뻔히 알고 염려하는 듯 가벼이 던지며 끝을 낸다.

'이러다 말았는데'는 과거로부터 지금 이 순간까지 일상생활의 모든 것을 의미한다. '목을 돌릴 때', '세수를 할 때', '물건을 들 때', '계단을 오르고 내려갈 때', '앉아있을 때', '오랫동안 한 자세로 있을 때' 처럼 잠자리에서 눈을 뜨고 순간부터 다시 잠자리에 들 때까지의 모든 행위 곳곳에 자리했었다.

'이러다 말았는데'의 통증이 사라지면 병원은 '움직이세요!' 만을 강조한다. 또 통증이 진정될 때까지 '움직이면 안돼요, 움직이지 마세요!' 라고 병원에서 으름장을 놓아도 움직이려는 욕망이 인간의, 환자의 본성이다. 누가 뭐래도 환자는 아프지 않는 범위 내에서, 또 아픔을 이겨내기 위해서 또는 자신도 모르게 어쨌든 움직일 것이다. 그런데 어떻게 움직이라는 것인지 빼먹은 채, 막연히 움직이지 말라 하고 또 움직이라고 한다.

'목이, 허리가, 무릎이 아파요.' 하면서 병원을 찾는 수 많은 근골격계 질환 환자들은 단지 '이러다 말았는데'의 끝이 엄청난 통증이 될 수 있다는 경험만을 했을 뿐, '이러다 말았는데'를 어떻게 해야 하는지에 대한 일상의 문제는 여전히 숙제로 남아 있는 상태다.

세조의 8의론(八醫論)

1. 심의(心醫) : 대하는 사람으로 하여금 늘 마음이 편안케 하는 인격을 지닌 의자. 병자가 그 의원의 눈빛만 보고도 마음의 안정을 느끼는 경지로서, 의자가 병자에 대해 진실로 긍휼히 여기는 마음가짐이 있고서야 가능한 품격.
2. 식의(食醫) : 병자의 병세를 판단함에 항상 정성이 모자라며, 병자가 말하는 병명만 기억하고 약을 짓는 자.
3. 약의(藥醫) : 스스로 병자의 성색을 판단하여 경중을 찾는 것이 아니고 병자가 구술하는 대로 약방문에 의해 약을 짓되, 병이 조석(朝夕)으로 성리(盛裏)가 있는 법과 병자의 허실(虛實)을 비교하지 않고 병자가 호소하는 부위의 약만 마냥 먹이며 차도를 기다리는 자.
4. 혼의(昏醫)* : 병자가 위급하면 저도 덩달아 허둥대는 자.
5. 광의(狂醫): 병자가 제 고통을 호소하는 것이 항상 과장된다는 걸 모르고 오로지 병자의 말만 듣고 함부로 지어 먹이는 자.
6. 망의(妄醫) : 병자의 고통보다 병자의 의복과 행색을 보고 약값을 많이 내는가 적게 내는가에 관심 있는 자.

---

* 혼의.... 세조의 8의론. 조선왕조실록에 의하면 의학에 조예가 깊었던 세조가 의사의 종류를 8가지로 구분하여 의원의 자질이 어떠해야 하는지를 잘 말해주고 있다.

7. 사의(詐醫) : 의원의 행색만 흉내 내며, 스스로 안 아픈 이도 찾아 다니며 제가 꾸미는 한 가지 약으로 만병통치라 우기는 자.

8. 살의(殺醫) : 춘하추동 계절이 바뀌는 이치와 생명이 살고 죽는 이치를 알지 못하며, 하물며 고통받는 이를 보고도 함께 아파하는 마음이 없고 나아가 남이 지은 약방문에 일일이 아니다, 아니다 요란을 떨어 제 이름만 파는 자.

김 홍경의 '내 몸은 내가 고친다.' 중에서....

## 10. 이가 없으면 잇몸으로 Ⅰ

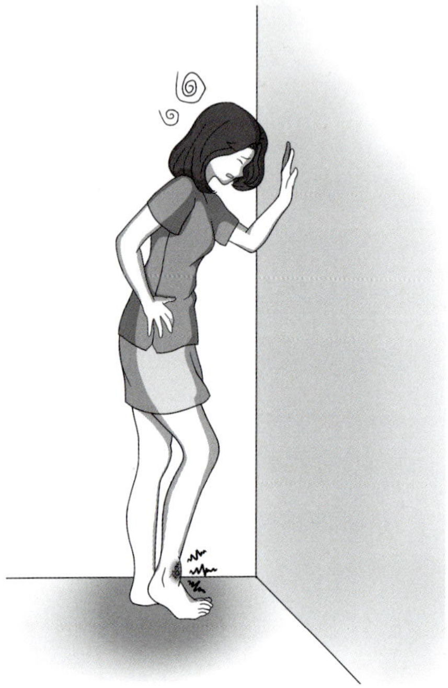

겹질린 발목

"심하진 않지만 인대가 늘어났네요. 물리치료 좀 받으시고 안정을 위해 당분간 간단한 반 깁스를 할 겁니다. 무리를 줄 수 있으니, 목발을 짚고 다니세요." 발목을 삐었을 때 흔히하는 병원의 처방이다.

인대는 뼈와 뼈를 연결하는 구조물이다. 인대의 기능은 뼈와 뼈의 이음 부위에서 두 뼈의 위치를 유지시킴으로써 관절의 안정성과 지지의 역할을 한다. 인대 자체는 그런대로 유연하고 안정된 범위 내에서 관절의 움직임을 어느 정도는 허용한다. 또한 인대는 강하고 질겨서 늘어나고 줄어드는 탄력성 측면에서는 다소 단점을 보이기도 하지만 관절의 안정성을 목적으로 하는 측면에서는 이로운 성질이라 할 수 있다.

'삐긋' 발목 '인대가 늘어났다'는 말은 인대가 버틸 수 있는 탄성 저항을 넘어 선 힘이 순간 작용했고 이로 인한 인대의 복원력이 상실된 것이다. 인대는 고무줄과 비슷한 물리적 특성을 가지고 있어 자신의 탄성을 잃어버렸을 때 헐거워지게 마련이다. 이에 따라 원래의 복원력을 잃어버린 인대는 뼈와 뼈를 느슨하게 붙잡고 관절의 안정성이나 지지의 역할을 상실하게 된다. 이때 불안정해진 관절을 옴짝달싹 못하게 고정하는 깁스는 더 큰 이차 손상을 예방하고 진정시키려는 작업이다. 또한 시퍼렇게 붓고 통증이 심한 상태이기에 무엇보다 안정이 중요한 시기이며, 별다른 병원의 처치가 필요 없는 시기이기도 하다.

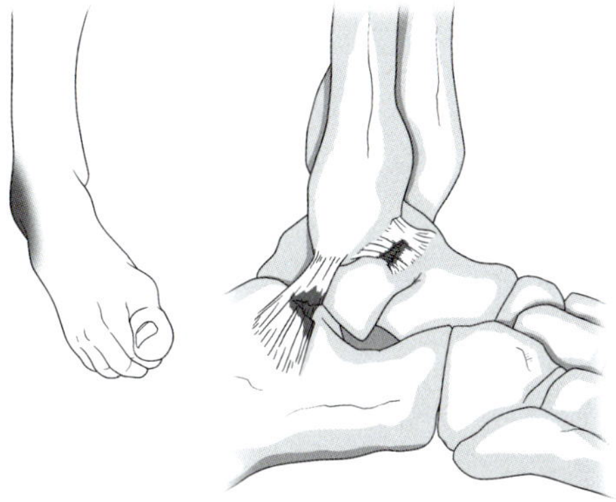

인대가 늘어나고 미세하게 끊어진 발목 손상

처음 붓기와 통증은 단 몇 일간의 안정과 물리치료로 대부분의 경우 빠른 호전을 보일 것이다. 걷는 것 역시 아직은 불편하지만 그런대로 걸을 만할 정도로 몇 일만에 나아진다. 처음보다 호전된 결과로 치료시간과 횟수는 줄어 들고 일상생활에서 별 무리없이 걷게될 때 쯤, 병원은 환자에게 이렇게 말한다. "무리하지 마시고 가벼운 운동은 괜찮습니다. 이제 치료는 끝났습니다. 혹시 생활하시다 불편하시면 다시 오세요." 한다.

이것이 발목인대 손상 환자에게 해준 병원의 일률적인 치료 과정의 전부다.

'인대가 늘어났다' 라는 이유로 치료가 이뤄졌지만, 붓기와 통증, 걸을 때 체중을 받는 불편함은 사라졌을 뿐 늘어난 인대에 대한 말은 없다. 증상으로서의 부기가 가라앉고 통증이 가시고 걸을 수 있다면 늘어난 인대는 원래의 자리로 돌아간 것이라 할 수 있을까?

인대뿐만 아니라 모든 인체 조직은 손상과 동시에 그것을 자신의 모양으로 인식하여 본연의 모습으로 돌아갈 수 없는 새로운 가소성(plasticity, 고체가 어떤 힘을 받아 형태가 바뀐 뒤, 그 힘을 없애도 본디 모양으로 돌아가지 않는 성질)을 가지게 된다. 즉, 반복되어 늘리거나 순간적으로 탄성 범위를 넘어 선 구조물들은 자신의 복원력을 잃어버리고 헐거워진 고무줄처럼 제 기능을 못하는 상태로 남게 된다.

늘어난 가소성을 가진 인대는 손상 전과 달리 발목관절의 안정과 지지의 역할을 잃고 예전과 같은 관절의 기능을 할 수 없게 되었다. 삔 발목관절은 여전히 불안정할 수 밖에 없다.

그런데 병원 치료 어디에도 이 같은 문제에 대한 어떠한 언급도 없다. 늘어난 것이 원래의 탄성을 회복하여 제자리를 찾았기 때문에 발목이 괜찮아진 것인지?, 부러진 뼈가 더 강해진다는 식으로 늘어난 인대가 더욱 단단해진 것인지?, 아니면 한 번 늘어난 인대는 영원히 복구되지 않으니 운명처럼 받아들여야 한다는 것인지?에 대한 물음에 병원은 특별한 답을 주지 않는다.

한 번 늘어난 인대는 그것으로 끝이다. 너덜너덜하고 헐거워진 발목으로 내내 위태로운 걸음을 걸어가라 한다. 이가 없으면 잇몸이 있는 것처럼, 늘어 난 인대를 대신 할 그 무언가를 찾기 전까지 그렇게 불안한 걸음을 걸으라 한다.

## 11. 이가 없으면 잇몸으로 II

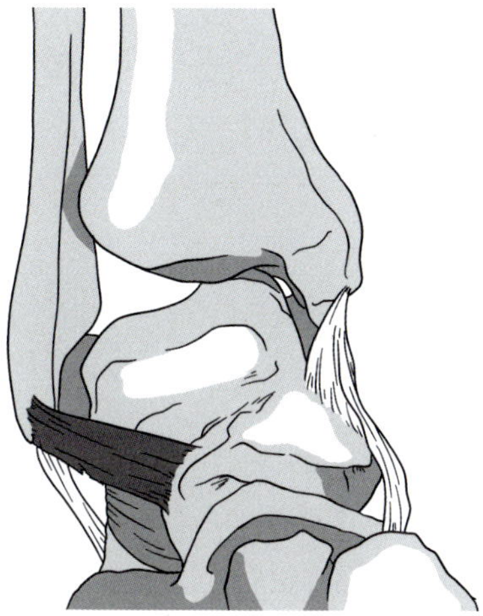

발목관절은 도드라진 양쪽 복숭아뼈만이 보이듯 안정적이지 못하여 많은 인대들이 그 안정성을 대신하고 있다.

발목은 도드라진 뼈 밖에 보이지 않을 정도로 빈약한 부위이다. 바깥쪽과 안쪽으로 볼록 튀어나온 뼈가 발목관절을 이루고 있다. 실질적으로 체중을 받는 발목관절은 안쪽에 있는 경골(정강뼈)과 발에 위치한 '거골'이라는 뼈 단 둘만이 만나는 위태로운 관절이다.

바깥 쪽 비골은 발과 발목과 관절을 이루는 안쪽 복숭아 뼈에 비해 모가 난 듯 도드라졌을 뿐 발목관절에 속하지 않는다. 작은 돌 위에 길다란 큰 돌이 얹혀진 것처럼 엉성한 곳이 발목관절이다. 발목관절은 엉덩관절처럼 두툼한 살로 덮여져 있지도 못하다. 발가락을 움직이는 근육에 이어진 가느다란 힘줄(건)이 지나가는 길목에 있으며, 뼈와 뼈를 잇는 몇 가닥의 인대뿐 몰골이 왜소하다.

발목관절은 딱하게도 움푹 페인 웅덩이를 밟거나 계단을 내려갈 때, 돌부리에 걸렸을 때, 얼음판에서 삐끗하는 경우와 같은 특정 상황이 아니어도 무심결로 걷는 과정에서 삐긋 할 수 있을 만큼 취약한 부위다.

이러한 발목관절에서 인대의 손상이란 뼈와 뼈의 위치만으로 간신히 버텨내야 하는 절박한 상황으로 내몰리게 한다. 삐끗하여 늘어난 인대는 목 폴라나 소매의 고무 밴드가 헐거워져 너덜너덜한 옷처럼 간단한 사건으로 끝나지 않는다. 인대는 뼈와 뼈를 붙잡고 움직이는 내내 지지와 움직임의 제한으로 관절을 견고하게 유지시켜 주는 역할을 한다. 그런 인대가 늘어 나 발목관절은 통제할 수 없을 만큼의 삐거덕 되는 불안정한 움직임에 빠져 버린다.

다친 발목관절의 통증이 사라지고 걸을 수 있다면 병원은 발목을 위, 아래로 움직여보고 안쪽 바깥쪽으로 돌려도 보며, 스트레칭도 하여 잘 움직이니 문제없다는 식으로 치료를 종결한다. 삐어 늘어난 인대와 그로 인한 안정을 잃은 발목 입장에서 본다면, 움직임이 많다고 하여 좋다고 할 일은 분명 아닐 것인데 말이다.

어차피 고정과 제한을 목적으로 했던 인대가 늘어나 제 기능을 하지 않으니, 발목관절의 움직임은 손상이전 보다 훨씬 크고 불안정한 상태로 움직이는 것에는 문제가 없어 보일 것이다. 늘어난 인대 손상에 있어서 보다 더 중요한 치료는 붓고 통증으로 걸을 수 없을 때의 응급상황을 넘기고 난 뒤에 있다.

한 번 늘어난 인대가 본래의 모양과 기능으로 되돌아갈 수 없다면, 치료는 그 인대가 했던 안정과 지지 그리고 고정의 기능을 대신 할 다른 구조물과 방법들을 찾는 데 있다. 그러나 뼈만 앙상하게 도드라진 발목관절에서는 인대를 대체할 그 어떤 것도, 방법도 딱히 보이지 않는다.

그렇다면 의지적 조절이 불가능한 인대의 안정과 지지 그리고 고정의 기능을 대체 할 수 있는 구조물은 무엇이 있을까? 기능에 초점을 맞춰 보는 것은 어떨까? 곰곰이 생각해 봐도 근육이라는 구조물과 그 근육을 이용한 기능적 부분에 대한 조절방법 밖에는 없어 보인다. 움직임을 목적으로 하는 근육을 덜 움직이게 하고 고정하듯 제한한다는 것이 근육의 기능과는 맞지 않는 말처럼 들리겠지만, 근육의 일차적 기능은 관절의 안정성이다. 그 안정 속에서 운동성의 범위를 확장하는 것이 근육의 이차적 기능이기 때문에 인대를 대체할 가능한 선택일 수 밖에 없다.

이가 없으면 잇몸이 대신하듯 인대가 제 기능을 잃어버렸다면, 근육만이, 근육의 안정적 기능만이 인대를 대신할 수 있다.

## 12. 이가 없으면 잇몸으로 III

어떻게 발목관절의 안정을 위해 근육들을 단련할 수 있을까? 발목은 발가락과 발의 입장에서 보면, 중추가 된다. 발가락과 발의 근육이 어떠한 움직임을 만들었냐에 따라 발목은 그 움직임을 받아들이고 더 중추가 되는 무릎으로 또 그 위로 움직임을 전달한다.

발가락과 발이 안정과 지지 그리고 고정의 움직임을 한다면, 발목관절 또한 안정과 지지 그리고 고정의 움직임을 고스란히 전달받게 된다. 이와 반대로 발가락과 발이 안정성 없이 요란한 움직임을 시작한다면, 도미노처럼 발목관절 역시 주체할 수 없는 움직임의 여파에 흔들릴 수밖에 없다. 발가락과 발의 불안정한 움직임은 발목관절에 치명적인 손상을 주기에 발목관절의 안정적 움직임은 무엇보다 중요하다.

또 한 가지, 발목관절의 안정성이 근육이여야만 하는 이유는 수의적 조절이 가능하다는 것이다. 인대나 그 밖의 인체 구조물들은 상당 부분 나름의 위치에서 자동적이며 무의식적 기능을 하지만 근육만큼은 내 뜻대로 조절과 통제가 가능하다. 물론 수의적 조절이라고 해서 모든 근육을 동시 조절할 수 있다는 말은 아니며, 부위별 조절이 충분히 가능하다는 뜻이다.

이러한 이유들로, 인대의 안정화 기능을 대신할 발가락과 발의 근육들의 강화를 의지적으로 만들어내야 한다. 이것이 붓고 통증으로 걸을 수 없을 때의 응급상황을 넘기고 난 뒤 늘어난 인대 손상에 대해 가져야 할 치료의 핵심이라 할 수 있다.

지금도 병원에서 알려 준 발목 손상 환자에 대한 흔한 운동, 위아래로 발목을 올리고 내리고, 엄지발가락 쪽으로 모으고 새끼발가락 쪽으로 벌리고, 이어 발목 전체를 안쪽, 바깥쪽으로 돌리는 운동들은 이제 멈춰야 한다. 너덜너덜한 불안정의 학습일 뿐, 이런 움직임으론 결코 발목관절을 안정되게 강화할 수 없으며, 시큰거리는 만성질환으로 이끈다.

순수한 발목 안정성 강화 운동이란, 발목관절의 움직임 없이 근육들만의 수축으로 이뤄지는 운동이다. 또 발가락과 발, 그리고 그 움직임을 통한 발목 주변에 안정과 지지 그리고 고정을 위한 근육들만의 훈련이여야 한다.

그림에서 볼 수 있듯, 앉아있거나 서 있는 상태에서 발의 앞면(fore foot)을 지면에 댄 채로 발가락 사이를 최대한 벌리고 이어 구부릴 때는 최대한 오므리게 한다. 올리는 과정에서 발등 힘줄들이 최대한 도드라지게 하고 오므릴 때는 발등 힘줄들이 최대한 늘어나게 오므린다. 이런 식이면 발의 앞면이 지면에 닿아있는 상태이기에 발가락은 움직여도 발목의 움직임은 없다. 발목관절의 움직임 없이 이뤄지는 발가락과 발의 운동이 가장 이상적인 발목관절의 안정성 강화 훈련이라 할 수 있다.

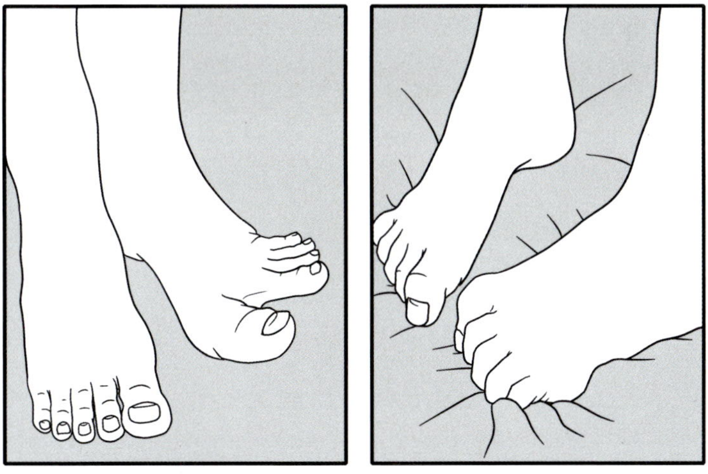

발목 안정화 운동. 발목관절의 불안정성에 대한 발가락 운동

이러한 발가락과 발 근육들의 단련은 기존 인대만큼의 안정성은 아니겠지만, 그 기능을 대체하기에 충분하다. '이가 없으면 잇몸으로 산다.'라는 말을 치과의사들은 가장 싫어한다지만, 이가 없으면 어쩔 수 없이 잇몸이 대신해야 하듯, 늘어난 인대는 근육을 선택할 수 밖에 없고 그 근육으로 안정을 대신할 수 밖에 없다.

## 13. 이가 없으면 잇몸으로 Ⅳ(로커보행) – 전신적 영향

누구나 한번 쯤 있었을 발목관절 손상을 기억해보면, 지금도 그 후유증에 시달리고 있을지 모른다. 피곤하거나 조금만 무리해서 걸을 때면 발목이 시큰거려 영 불편한 게 아니다. 다시 돋아난 발목 상처 때문에 걷는 것은 어색해지고 그럴수록 몸은 이완하지 못하는 긴장 상태에 빠진다. 조심조심 한 발을 내딛을 때마다 기분 나쁜 뒤끝이 발목을 넘어 무릎, 허리, 등을 타고 목과 머리까지 불쾌감이 퍼져가는 듯하다.

과거, 늘어난 발목인대 손상은 발목으로부터 시작하여 전신에 걸친 그 파장을 몸은 두고두고 기억하고 있었다. 최초 발목 손상의 정도에 따라 몸의 기억은 다르겠지만, 의식은 오로지 통증을 피하려 했을 뿐이다. 딛는 발목의 통증을 피하고 넘어지지 않으려는 몸의 균형은 언제나 반사적이었고, 머리부터 발끝까지 하나의 움직임이 되어 자동적으로 동원됐던 모든 것들을 몸은 여전히 잊지 않고 있다. 급했던 통증이 사라지고 걷는 과정에서 어떠한 위협을 느끼지 못하는 발과 발목이 되었다 할지라도 무릎, 허리, 등, 목과 머리는 발목 통증의 그 날을 생생하게 기억하고 있다.

약간 피곤할 정도, 조금의 무리처럼 무시해도 될 불편함이지만, 발목은 여전히 그날의 통증이 되살아나는 듯 반사적이고 또 과하게 몸의 긴장 상태로 이끈다. 몸의 균형에 상당 부분을 차지하고 있는 곳이 두 다리와 발바닥이며, 발바닥이 닿는 면에 따라 발부터 전해지는 전신의 영향은 여운처럼 몸을 자극하고 몸은 그것을 그대로 저장한다. 다리! 특히, 발이나 발목의 손상 시 기립과 보행이라는 부하는 머리부터 발끝에 이르는 전신의 긴장 상태를 만들 수 밖에 없다.

늘어난 인대의 발목 손상으로 갖게 될 전신 긴장으로 잘못된 보행 습관은 걸을 때마다, 딛고 뗄 때마다 삐걱대는 발목으로 인해 전신은 뒤틀리고 위축된 학습을 반복하게 한다. 반복 학습으로 굳어진 몸은 때론 무릎을, 때론 목과 허리를 아주 오래도록 괴롭히게 할 것이다. 발목 인대가 늘어났다는 말은 흔히 듣겠지만, 그와 동떨어진 허리, 목이 아파진다는 말은 듣지 못하고 머지않아 무릎, 목과 허리의 문제로 다시 병원을 찾게 될지도 모른다.

그래서 비딱한 걸음으로 몸 구석구석에 아픔이 저장되지 못하도록 발목 손상에 대한 처치는 서둘러야 한다. 한 가지 팁을 말하자면 로커 보행부터 시작해야 한다. 앞서 발한 발가락 들기와 오므리기 근육운동으로 부분적인 발목관절에 안정화를 주었다면, 이후 일상과 가까운 동적 움직임에 대한 운동은 로커(rocker)와 같은 발바닥 걸음으로 몸 전체에 통증을 잊게끔 좋은 기억을 만들어 주어야 한다.

'흔들의자의 밑 부분에 대는 활 모양의 나무 막대'를 로커라 하는데, 발가락 끝부터 뒤꿈치까지 과정을 그 로커의 둥근 모양처럼 걷게하는 것이다. 터벅터벅 발을 던지듯 놓는 것이 아니라 뒤꿈치부터 닿아 발바닥 그리고 발가락 끝을 떼기까지 활처럼 발을 둥글게 만들듯 발바닥이 최대한 늘어나게 걷는 것이다.

이는 발바닥 근육들의 충분한 동원을 일으키며 둥근 발바닥의 수평적 힘을 수직적인 발목과 무릎, 몸으로 전달시키는 과정이 된다. 즉, 로커 보행은 수직적 축이 되는 거골(목말뼈, talus)을 거쳐 경골(정강뼈), 무릎, 엉덩이, 골반, 허리 그리고 머리까지 이어져 안정적인 로커 보행으로 새로운 걷기 습관과 발부터 머리끝까지 이 보행을 몸이 기억하게 해야 한다.

## 14. 환자의 자유는 없었다(치료시간). Ⅰ

통증으로부터 길들여진다는 건 처음엔 벗어나려 애쓰고 애써 봤자 아무 소용이 없다는 것을 알게 될 때 쯤에는 익숙해져 버리고 때론 통증에 의지(통증으로 비롯된 이차적 이득)도 하면서 체념으로 살아가라 한다. 신발을 신고 벗는 것도, 계단을 오르고 내려갈 때도, 앉았다 일어설 때도, 양치질을 할 때도, 누워있는 동안에도 작은 몸짓 하나에 '여기까지야!, 더 이상은 허락할 수 없어!' 를 매번 경험하면서 통증에 적응하라 한다. 그렇게 통증은 세상일들과 일정한 규칙과 거리를 두게 하고 그것으로 부터 멀어지라 격리시킨다.

인간에게 가장 가혹한 벌 '고립', 세상일과 격리시키는 통증에 한 번 또 한 번 몸부림을 쳐보지만 그때마다 살갗이 찢기는 아픔으로 한동안 멈춰 있어야 했다. 흥분된 통증은 생각보다 길게 머물렀다 잦아든다. 멈춰진 시간 내내 의욕적이었던 자신의 한계를 곱씹어 보게 한다. 지금의 통증 상황을 부정하고 분노하고 억지 타협과 우울한 포기로 차라리 내 자유를 낮추어 살아가도록 떠민다. '이만하면 됐다!' 한다.

또 내가 어찌해 볼 수 없는 몸의 불편함으로 누군가의 도움을 받게 될 때 역시 나의 의사는 철저히 통제 받을 수 밖에 없다. 도움은 환자 자신이 선택한 자유의지로 시작되었겠지만, 동시에 그 선택으로 인한 구속의 시작이기도 하다.

가만히 뜨거운 것을 덮고 찌릿한 전기를 통해 아픔을 잊으려 하고 크기와 무게, 그리고 소리로 압도하는 기계에 눌려 아무런 저항없이 엎드리라고 하면 엎드리고 바로 누우라 하면 바로 누워야 했다. 힘을 빼고 이완하라고 핀잔을 듣기도 하면서 치료자의 지시에 따라 이리저리 몸을 움직여 댄다.

"오늘, 치료는 끝났습니다. 일주일에 두세 번, 그러니깐 수요일, 금요일 아니면 월, 수, 금 이렇게 오세요! 아, 월요일은 바쁘니 화, 수, 금 이렇게 오시는 걸로 하시죠!" 환자의 아픔에 견주어 치료 횟수와 시간이 정해져야 하는 게 맞다. 매일 또는 일주일에 두세 번을 얘기하고 있지만, 내원하는 횟수는 아픈 사람의 기준에 따라 정해지기보단 병원의 편의를 더 따르는 것 같다.

두세 번이라는 말 속엔 지금 치료 후 환자가 다음 치료 시까지 불편함을 견뎌낼 수 있는 시간을 뜻한다. 또는 지금 치료 효과의 유지시간이 어떠냐로 결정해야 한다. 2, 3일이라면 그런대로 그 시간 동안 몸이 견뎌낼 수 있어야 하지만, 딱히 몸이 그 시간을 맞춰 아픈 것도 아닌데 통상 그렇게 정해 놓는다.

통증의 경험으로 세상일과 멀어지는 격리, 예약한 날짜와 시간, 그리고 치료에서 이뤄지는 수 많은 구속들, 마치 죄인이 따로 없다. 환자의 자유는 없다.

## 15. 환자의 자유는 없었다. II

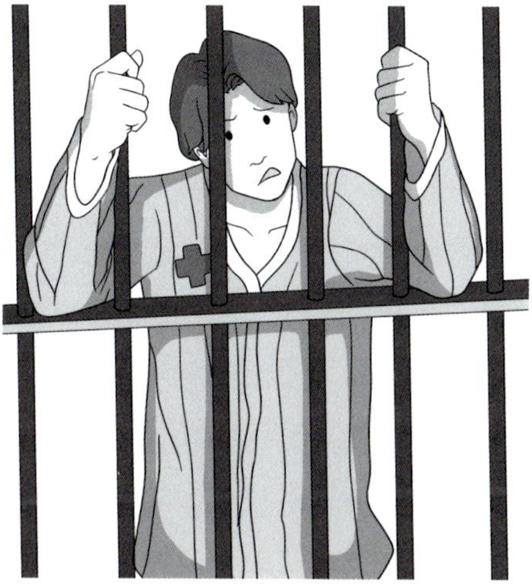

아픈 것이 죄라는 듯 치료에선 환자의 자유는 없다.

환자는 '내게 왜?' 라는 물음을 되내이며 쉽사리 낫지 않겠다는 생각과 함께 치료에 대한 두려움과 약간의 의심을 품은 채 다음 예약 날짜를 손꼽는다. 또 다음 치료 날짜만을 기다린다. 수동적인 치료와 다음 예약시간까지, 그저 환자는 기다림이 전부가 되어버린다. 자신도 모르는 사이 병원과 치료에 대해 의존만이 커져 가고 그렇게 길들여지면서 안식을 찾는 것 같다.

치료시간보다 환자 자신만이 갖게 될 수 많은 시간이 송두리째 빼앗겨도 아픈 게 죄라는 식의 자책일 뿐, 하루를 공치듯 병원에서 시간을 보낸다. 창살 없는 병원의 통제 속에서 그 나머지 시간도 온전히 내 것이 되지 못한다. 단 몇 분의 수동적 치료와 치료시간 외 모든 시간을 꼬박 환자 스스로가 책임져야 하지만 그저 '무리하지 말라' 는 말 만을 듣고 따를 뿐이다. 해야 될 일들이 산더미처럼 쌓여 있지만, '무리가 될까 봐' 어쩔 수 없이 밀어두어야 한다.

또 반복이다. 가만히 누워 찜질과 전기로 지지고 '쿵쿵, 우두둑' 돌아눕고 다시 '쿵쿵, 우두둑' 한다. 거듭되는 치료에 적응되고 익숙해지기까지 한다. 이쯤 되면 환자의 아픈 몸도 조금씩 호전을 보이고, 이전에 비해 좋아진 것을 느낀 환자는 병원에, 치료사 앞에서 더욱 순한 양이 되어간다. 호전을 맛

본 아픈 사람일수록 더욱 그렇다.

그저 낫기만을 기다리고 기도하면, 치료에 매달리면 몸은 낫는 걸까? 병원의 구속으로 묶어 놓아야만 몸이 낫는 것일까? 통증의 철창을 벗어난 자유의 몸을 만끽하는 것은 모든 치료가 끝나고 난 뒤에 맞는 달콤한 보상쯤으로 생각해야 하는걸까? 만일 그 구속이 나은 몸으로 되돌려 놓았다 하더라도 또다시 비롯될 아픈 일상이 여전히 남아있다면, 그리고 치료의 손길에 마약처럼 끌리기만 한다면, 몸은 스스로 어떻게 아픔에서 벗어나 버젓이 자유로운 일상으로 돌아갈 수 있을까? 일상으로 돌아간들 소중한 존재가 되어버린, 길들여진 병원과 치료에 결별할 수 있을까?

의지하고 구속되고 수동적인 것은 쉽게 적응하기 마련이다. 병원과 치료가 그런 것일지도 모른다. 병원과 치료에 의존할 수밖에 없는 환자일지라도, 가시 돋친 철조망이 나를 향해 날카롭게 조여 올지라도 언제고 스스로 극복하리라는 자유의지는 잃지 말아야 한다.

아픔이나 질환에 노출되는 순간부터 이미 자유란 목표를 병원이나 치료 그리고 아픈 자의 마음속에 각인되어 있어야 했다. 처음부터 일상생활의 변화를, 어제와 다른 오늘 이어야 한다고 아픔과 질환을 통해 스스로 변화를 하도록 환자 자신에게 선택의 자유를 강조했어야 한다. 또 그것을 아는 병원이나 치료는 의존의 손길을 끊도록 환자 자신의 일상이 무엇보다 중요하다고 강조해야만 했다.

자유란 위험한 선택이고 결과에 대한 책임이 지워지는 것이어서 일까? 또 통증이나 질환에 대한 몸에 각인을 지워버리기엔 너무 깊게 새겨져서 일까? 환자도, 병원도, 치료도 자유보다는 안전한 '무리하지 마세요!' 라는 조건에 맞춰 살아가기만을 강요하고 있다. 그렇게 환자는 익숙한 대기실에서 자신의 이름이 불려지기 만을 하염없이 기다릴뿐이다.

## 16. 자고 일어났더니 목을 돌릴 수가 없어요. ㅣ

사람은 일생의 3분에 1을 잠으로 보내며, 3분에 2가 되는 각성 상태의 활동도 잠과 무관하다 할 수 없다. 깨어 있는 바쁜 일상에서 산더미같이 쌓인 일들을 해결하기 위해서는 잠자는 시간을 줄일 수 밖에 없다. 사실 대부분의 경우 이러한 이유로 줄어든 수면시간 때문에 눈을 껌뻑이며 피곤한 얼굴로 일 처리를 하는 것을 보면, 잠과 깨어있는 각성 시간의 구분없이 24시간 내내 잠은 이어지는 것 같다.

하루라는 주기에서 잠이 얼마만큼 차지해야 충분한 잠인지는 알 수 없지만, 분명한 것은 짧은 수면일지라도 숙면을 취한 후에 맞는 아침은 기분 좋은 예감처럼 활기찬 하루를 시작할 수 있게 한다. 그래서 잠은 시간보다 질이 중요한 것 같다.

잠은 작은 소리에도 깰 정도의 얕은 잠(Rapid Eye Movement, REM), 누가 업어 가도 모를 정도의 깊은 잠(Non Rapid Eye Movement, NREM)을 교대로 반복하는 주기를 갖고 있다. 여기서 얕은 잠이란 '몸의 잠'이라 해서 근육들이 긴장을 풀고 휴식을 취하는 주기를 말하며, 깊은 잠은 '뇌의 잠'으로 자율신경이라는 신체의 최소 기능만을 남겨둔 채 뇌마저 긴장을 푼 상태를 말한다.

몸과 뇌가 번갈아 가면서 쉬는 시간이 잠이다. 이러한 잠은 중력을 이겨내며 걷고 서고 앉는 등의 신체적 활동으로 인한 긴장을 푸는 시간이고, 일상의 크고 작은 스트레스로 지쳐 있는 뇌를 이완시키는 과정이기에 자는 동안 뒤척이며 때론 험하게 자는 움직임도 전날의 일상적인 활동을 그대로 보여준다.

이런 이유들 때문인지 모르겠지만, 잠의 본질뿐만 아니라 신체적 이상에 대한 문제의 원인을 잘못된 잠자리에 있다고 들먹이기도 하고 누운 자세나 잠자는 자세를 지적하기도 한다.

'천장을 바라보는 자세에서 쿠션을 무릎 밑에 넣고 허리는 수건을 괴고 옆으로 누울 때는 무릎사이에 쿠션을, 옆구리에도 쿠션을 받쳐라.' 또는 '허리디스크를 예방하려면 잠자는 자세를 바꿔라.' 한다. 비교적 같은 상태로 오래 지속하는 것이 누운자세고 잠자는 자세이긴 하지만 잠결에 이 같은 자세가 흐트러지면 회초리를 들어서라도 교정을 해야 하는 것이 맞는지 되묻고 싶다. 일부러 인위적으로 바꿀 수 없는 그대로의 모습이 잠자는 자세다. 잠자는 자세를 어떻게 하느냐에 대한 문제는 앉고, 서고, 걷는 등과 같은 각성상태의 신체 활동에 비추어 보면, 어깨에 얹어진 먼지처럼이나 가벼운 문제다. 걸을 땐 어떻게 걷고, 앉을 땐 어떻게 얼마만큼 앉아있어야 하는지, 물건을 들때는 어떻게 해야 하는지 등의 항중력적 문제가 신체적 이상을 되돌아보는 기본적인 척도이지, 잠이라는 최소 중력 상황에서 신체적 이상을 지적할 일은 아니다. 잠은 그저 잘 자면 된다.

일상생활에서 혹사당한 몸과 피곤에 지친 뇌는 뒤척이며, 아련한 잠 속에 빠져들 뿐 잠과 잠자는 자세는 몸에 해를 끼치는 어떠한 잘못도 없다.

## 17. 자고 일어났더니 목을 돌릴 수가 없어요. II

'어제 밤, 잠을 잘못 잤나 봐요. 목을 돌릴 수가 없어요!', '잠자리가 나쁘거나 잠자는 자세가 나쁘면 이튿날 아침에 목과 허리 통증이 생긴다.', '베개가 높으면 목과 척추에 좋지 않아요!', '엎드려 자는 습관은 좋지 않습니다!' 등 잠이나 잠자리가 몸의 이상에 꽤나 영향을 미치는 듯 말한다.

자고 일어난 후, 몸이 아픈 이유가 자는 자세나 잠자리 때문이라고 둘러대는 게 맞을지도 모른다. 아침, 잠자리, 몸이 안 좋은 원인을 바로 전 이어진 시간과 장소 그리고 상황으로 몰아가기 쉽다.

이러한 인과적 기전(causal mechanism)의 가정이 맞다면, 매일 같은 침대에서, 같은 요(매트)를 깐 방바닥에서, 같은 베개를 베고 몇 개월, 몇 년을 어제와 같은 잠자리였다. 바뀐 게 없는 잠자리의 물리적 환경이 유독 오늘 아침만 왜 아프게 했을까? 또 잠자는 자세가 문제였다면 지금까지 왜 잘 자고 있었는지, 과거와 변화 없는 잠자리의 인과적 기전으로는 납득이 되

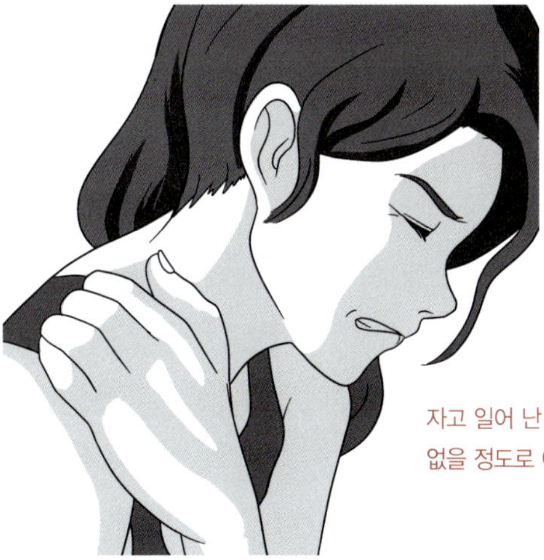

자고 일어 난 아침 이유도 모른 채 목을 돌릴 수 없을 정도로 아프다.

지 않는다.

잠자리도, 잠자는 자세도 변한게 없다. 그런데 자고 일어난 오늘 아침 머리를 돌릴 수 없을 정도로 목이 아프다. 보기 위해 돌렸을 목은 이제 눈초리의 방향만으로 온몸이 통증 있는 목이라도 된 듯 뻣뻣이 굳은 움직임을 하게 한다. 자칫 무심결로 움직인 목은 대단한 통증으로 온몸을 한동안 꼼짝 못하도록 얼려버리기도 한다.

추정하건데, 목을 부여잡고 찾은 병원 역시 잠자리와 베개, 자고 일어난 아침이라는 단서로써 잠자리와 잠자는 자세에 대해 문제가 있음을 확인시켜 줄 것이다.

하루 중 3분의 1은 잠, 3분의 2는 각성 상태로 구분 지울 수 있지만 잠은 일상과 분리시킬 수는 없는 일이다. 잠은 몸과 마음이 쉬어가고 회복하는 시간이다. 눈을 떠 하루를 시작한 후부터 잠자리에 들기 전까지의 일상생활이 어떠했느냐에 따라 잠과 잠을 자는 자세는 그에 맞춰 여느 때와 다른 무수한 변화를 겪는다.

때론 자는 동안 몸과 마음을 다 풀지 못하여 무거운 아침을 맞게도 한다. 사실, 어제와 다른 일상의 무언가가 남아 있었다면, 자고 일어난 오늘 아침까지 그 무언가가 풀리지 않고 이어진 것이라면, 자고 일어났더니 목을 돌릴 수 없는 것은 잠과 잠자리의 문제는 아니다. 잠과 잠자리로 해결되지 않은 3분의 2에 해당되는 무거운 일상이 있었음에 틀림없다.

그림에서 볼 수 있듯 "여느 때처럼 계단을 내려간다. 어제는 누군가의 뒷모습을, 계단을 다 내려가면서까지 고개를 돌려 한참 동안을 바라보았다. 오늘 아침 잠에 취해 어제의 그 일에 대한 기억조차 없지만, 그 누군가의 뒷모습은, 계단을 내려가면서 봤던 고개 돌린 목은 오늘 아침까지 잊지(풀지) 못하고 남아있다."

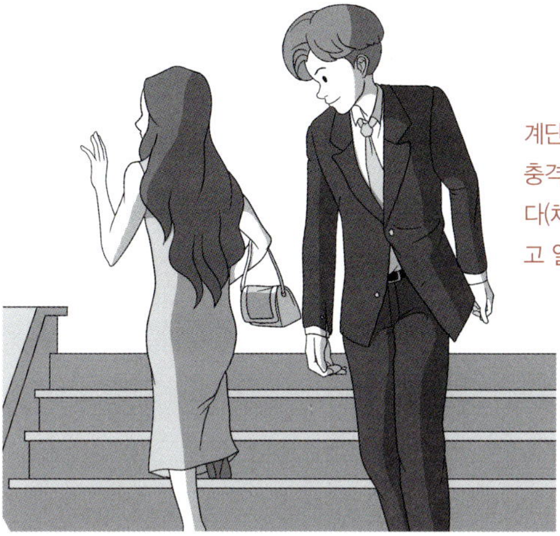

계단을 내려갈 때, 의식하지 못했던 목의 충격이 어제에 이어 오늘 아침까지 남아있다(채찍 손상 whiplash injury*). 그것이 자고 일어났더니 목을 돌릴 수 없는 이유다.

어제의 낯선 일들에 대한 몸과 어제의 골치 아픈 생각들이 뒤섞여 자는 동안 풀리지 못하고 '목이 돌아가지 않는 아픈 오늘 아침'을 맞이하게 한다. 바꿔야 할 것은 베개나 침대나 자는 자세가 아니다. '자고 일어났더니 목을 돌릴 수가 없어요!'의 원인은 이부자리에서 눈을 뜨는 순간부터 다시 잠자리에 눕기 전까지 깨어 있는 일상 속 움직임과 자세에 있다.

* 채찍질 손상(whiplash injury) ; 채찍질 손상은 빠르고 강한 힘에 의해 목이 앞과 뒤로 움직여질 때 나타나는 손상이다. 흔히 교통사고처럼 가속과 감속의 과정에서 발생하지만 일상의 여러 행위에서도 나타날 수 있다. 특히, 계단을 내려갈 때 옆으로 돌려진 목은 뛰거나 걸음의 속도와 더불어 미세한 채찍질 손상을 주기에 충분하다.

## 18. 유지만으로도 훌륭한 치료에요. Ⅰ

통증은 건강한 감각신경을 통해 척수를 따라 뇌까지 전달되는 생리적 현상이며, 인지를 담당하는 뇌 영역을 통해 각기 서로 다른 통증을 경험하고 원인을 찾아 나서고 그 통증을 멈출 전략을 짜는 개인만의 의식적 과정이다. 또한 기억, 정서 등이 합쳐진 감정으로 지극히 나만이 앓고 있는 통증이 되며, 어느 누구와도 견줄 수 없는 유일한 통증이기도 하다.

국제통증학회(IASP)에서도 같은 말을 한다. '통증은 실제적 또는 잠재적 조직손상에 연상되거나 이러한 손상으로 묘사되는 불쾌한 감각적, 정서적, 인지의 경험이다.' 라고 하여 감각과 정서, 그리고 인지 모두가 존재해야 통증이다. 그래서 개인이 앓는 통증은 저마다 다르다. 어떤 이는 감각에 예민하여 남들이 느끼지 못하는 통증을 경험하기도 하고, 또 어떤 이는 부정적 정서로 통증을 부풀려 삶의 고통 속에 빠져들기도 한다. 또 인지의 습관을 통해 통증을 이해하는 방식도 다르기에 어느 누구도 같은 통증은 있을 수 없다. 고로 통증은 개인적일 수 밖에 없다.

수전 손택(Susan Sontag)은 통증이 갖는 지극히 개인적인 특성을 '은유'와 같다고 하여 개인의 감정과 인식을 경계하고 있다. '질병을 은유로서 기억하고 인식한다. 특히 특정 질병에 대한 고정관념이 매우 강해서 그 틀 안에서 질병 자체와 그 질병에 걸린 사람들을 판단하는 경향이 있다. 질병은 질병이며 치료해야 할 그 무엇일 뿐이다.' 라며 통증에서 벗어나려면, 개인적 정서와 단호하게 선을 그어야 한다고 말한다. 통증을 느낄 때, 저마다의 암울한 이야기로 살을 붙이고, 비통하고 우울하며 때론 억울한 감정까지 덧대 도무지 알 수 없는 통증으로, 은유로 가득 차 통증을 제대로 알 수도, 치료할 수도 없다고 한다.

이에 비해 통증은 은유를 거부할 수 없는 지독한 감정과 의식이라고 멜러니 썬스트롬(Melanie Thernstrom)은 말한다. 존 사노(John E. Sarno) 역시 '통증은 왜 어떤 때는 갑작스럽게 나타나고 또 어떤 때는 천천히 느껴지는가? 신체에 영향을 주는 사건이 아무리 통증의 주범임이 분명해 보인다 할지라도 단지 방아쇠 역할에 불과하다는 점을 기억해야 한다. 통증의 원인에 대한 해답은 환자의 심리 상태에서 찾아야 한다.'고 하여 보다 더 정서적이고 개인의 생각을 강조하고 있다.

'저 마지막 잎새'가 떨어지면 따라 죽을 거라는 몹쓸 생각처럼, 통증은 머릿속에 마음속에 있다는 얘기다. 맙소사 이토록 아팠던 목이, 어깨가, 허리가, 무릎의 통증이 내 머릿속에, 마음속에 있었다니 어이가 없기도 하다.

통증을, 질환을 수전 손택의 말처럼 있는 그대로 객관화 하는 일이 가능할까? 통증을 느낄 당시의 기억은 머릿속에 뚜렷이 각인되어 있지만, 또 조금 전 단 몇 분이 지났을 뿐인데 통증의 실제 감각의 묘사는 커녕 회상하기조차

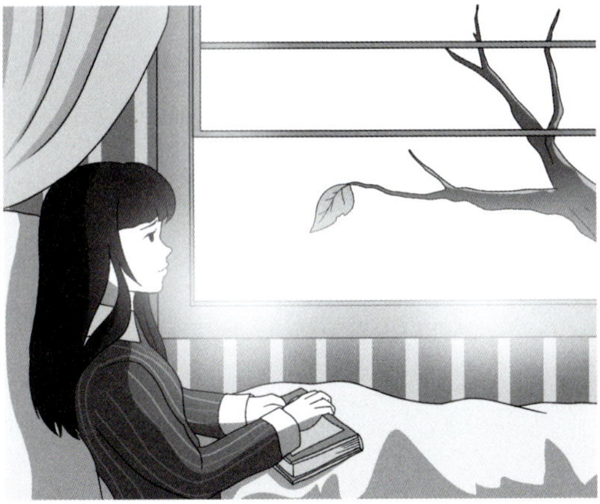

몸이 아프면 은유적인 상상을 피하기 어렵다. 저 마지막 잎새가 내 생명의 끝인 것처럼....

힘들다. 그만큼 은유를 뺀다 하더라도 통증은 모호하다. 통증은 자아에 균열을 내기 때문에 자아의 기억 속에 담길 수 없다고 한다. 하지만 은유를 없앤 순수한 통증의 감각이 기억에서 사라져도 통증을 둘러싼 감정은 여전히 남아 있다. 남아 있을 통증의 감정을 그대로 품은 채 통증 감각이 사라졌으니, 그래도 괜찮지 않냐 살아가라 한다. 그렇게 통증을 이겨내기 보다는 함께 살아가야 할 동반자로 생각하기까지 내몰리게 한다.

## 19. 유지만으로도 훌륭한 치료에요. II

"살아가야지, 어차피 떠나지 않을 통증이라면 함께 해야지! 이 통증과 함께 어떻게 일상을 유지하며 살아갈까?"

통증은 지속하는 기간이 길면 길수록, 통증의 강도가 강하면 강할수록 통증에 대한 감정적 흔적은 깊게 남기 마련이다.

급성통증은 통증이 뒤로 갈수록 빠르고 강하며, 그에 따른 손상 부위에 대한 생리적 치유와 인지적인 긴급한 처치로 언제 아팠냐는 듯 자연치유력을 들먹일 만큼 여유를 가지고 있다. 급성통증은 손상 부위가 나으면 통증도 사라진다. 유해 자극에 대한 생리적 반응이 우선하여 감정적 동요가 들어 설 틈도 거의 없다.

그러나 만성 통증은 다르다. 겉보기에 멀쩡해 보이기도 하여 꾀병처럼 생각된다. 손상 부위가 아닌 몸 구석구석을 타고 확장해 나간다. 통증에서 벗어 날 수 없는 두려운 정서가 아픈 자의 삶의 일부분이 되는 것이 만성 통증이니 당사자만이 속 타는 고통일뿐이다.

생리적 감각의 통증과 가슴을 뒤흔들어 놓는 심리적, 감정적 고통 사이의 경계는 편리한 '만성' 이라는 말로 덮어쓰기에 거리낌이 없어 보인다. 어쩔 수 없는 '만성이니깐!', 병원은 '유지만으로도 훌륭한 치료에요!' 라고 애써 달래 듯 받아들이라 한다.

여전히 아픈데, 감각과 정서가 묶어진 몸을 가졌으니, 느낌 탓이라고 감각은 아무 문제 없이 회복되었다고 말한다. 그렇게 시간이 흐를수록 통증의 강도가 줄어들고 무뎌져만 가는 감각을 '유지' 라고 한다.

몸의 '유지'라는 것은 지탱하고 나아가고 이어지는 미래지향적 의미의 현실적 작업이다. 어제와 다른 오늘을 맞으며, 매 순간 성장도 아닌 세월의 퇴

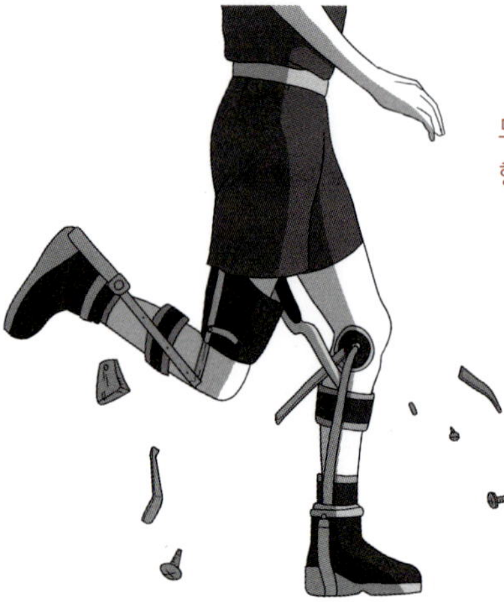

모든 구속으로부터 스스로 벗어나려는 행위가 '유지'의 시작이다.

화 속으로 걸어가는 몸은 '유지'가 아니라 퇴행에 가깝다. 그런데도 병원은 더디고 그만그만한 오늘과 내일을 '유지'라 한다. 그럴 수 밖에 없고, 이 정도면 양반이라고 운명처럼 안고 살아가라 윽박지른다.

고유수용성신경근촉진(proprioceptive neuromuscular facilitation, PNF)이라는 치료법이 있다. 이 치료법의 철학은 "장애인이든 비장애인이든 아직 개발되지 않은 잠재적 능력이 있다."이다. 아직 개발되지 않은 잠재능력과 오늘과 다른 내일의 '유지'를 위해서는 주저앉아 그저 그런 하루를 반복해서는 안 될 일이다. '유지만으로도 훌륭한 치료예요!', '만성'이라는 말에 숨어 지루하고 따분한 의례적, 기계적 치료에서 벗어나야 한다.

'유지'를 한다는 것은 담쟁이 잎새가 하나 둘 떨어지고 또 그렇게 마지막 잎새마저 떨어질지라도 그 마지막 잎새를 다시 그려 놓는 데 있다.

## 20. 유리 몸 I

구조적 측면에서 보면, 몸은 누구나 같다. 그러나 몸이 가지고 있는 세월과 사용 흔적은 저마다 각기 달라서 일관된 분류는 불가능하다. 몸의 시간과 살아온 환경 그리고 어떻게 사용했는지에 따라 나름의 모습으로, 같지 않은 생각의 존재로 각기 다른 삶을 살아가고 있는 것이 몸이다. 세상 어디에도 나와 같은 몸을 가진 사람은 없다.

허나 몸이라는 물리적 기계에 초점을 맞추어 진단을 내리는 전통의학에서는 목, 어깨, 허리, 무릎, 발목 등을 모두 같은 구조로부터 판단하고 정의한다. 구조는 같을지라도, 개인마다 과정과 끝 역시 그러하리라 단정 지울 수는 없는 일이지만, 마치 몸을 기계의 사양 또는 사용 설명서(스펙, specification) 쯤으로 모든 사람의 몸을 일정한 틀 속에 가둬 넣고 수 많은 주의사항을 따르지 않는다면, 큰일난다고 저주하고 있다.

**아픈 당신이 꼭 지켜야 할 주의사항들**

* 씹을 때 어느 한쪽으로 씹지 마세요.
* 목을 내민 채 구부정하게 있지 마세요.
* 가슴을 펴세요.
* 양반다리로 오래 있지 마세요.
* 한 자세로 오래 있지 마세요.
* 베개는 높게 베지 마세요.
* 푹신한 침대는 피하세요.
* 똑바로 누울 때나 옆으로 누울 때 무릎 밑에 그리고 다리 사이에 베개를 고이세요.
* 허리를 구부리지 마세요.

* 한쪽으로 치우친 삐딱한 자세로 서 있지 마세요.
* 과다한 움직임을 피하세요.
* 하이힐을 신지 마세요.
* 콘크리트와 같은 딱딱한 바닥은 피하세요.
* 통증이 있으면 운동을 하지 마세요.
* 아프면 무조건 쉬셔야 해요.
* 흉식호흡은 안 좋으니 복식호흡을 하세요.
* 발목, 허리 보호대를 꼭 하세요.
* 운동은 하루라도 건너뛰면 안 돼요.

출처 또한 불분명하고 무엇에 근거한 주의사항인지도 의심스럽다. 어쨌든 이를 다 지키고 따른다는 것도 어렵겠지만, 아픈 몸은 유리잔과 같은 존재가 되는 게 아닌지 모르겠다. 애들 손이 닿지 않게 저 높은 선반 위에 올려 놔야 하는 깨지기 쉬운 유리잔처럼, 그 어떠한 위험에도 노출되면 안 되는 아픈 몸, 조심만 해야 하는 몸을 만드는 게 아닌가 싶다. 그렇게 사용설명서에 따른 주의사항을 다 지켜낸다면 정말 아픔없이 살아질까?

## 21. 유리 몸 II

'유리 몸', '유리 선생'은 '언브레이커블(unbreakable, 부서뜨릴 수 없는)'이라는 영화에서 사무엘 L. 잭슨의 별명이다. 유리 선생은 단백질 합성의 문제로 뼈가 약해 팔다리가 부러져 태어난 후 54번의 골절로 인생의 삼분의 일을 병원에서 지낸 그야말로 유리 몸과 같은 주인공이다.

앞서 언급한 몸의 사용설명서와 주의사항을 모두 따른다면, 사무엘 L. 잭슨의 몸처럼 깨지고 부서지는 것을 염려해야 하는 '유리' 몸이라 그럴 것이다. 현대의학의 객관성, 재현성, 보편성에 근거 해 유리 벽 안에 갇혀 수많은 위험으로부터 격리시키려는 과잉보호로 몸은 진정 안전과 건강을 유지하며 살아갈 수 있을까? 현대의학의 객관성, 재현성, 보편성은 개인의 특수성을 무시한 채 일괄적으로 이럴 것이다 할 수 있을까?

오십견, 디스크, 테니스 엘보와 같은 진단명에서는 그 사람이 빠져있고, 동일한 진단명을 가진 모든 사람은 '모두 같은 사람이다.' 로 정의 내려진다. 누군가 '아니오!' 라고 나의 오십견, 디스크는 저들과 다르다고 외친다 한들 병원은 다시 사용설명서를 더 꼼꼼히 뒤적일 뿐이다. 똑같은 목, 어깨, 허리, 무릎 그리고 똑같은 발목이라는 구조에서 비롯된 해부학적 기능은 같겠지만, 그것이 개인에게로 이어질 때 그 사람만의 목이 되고 그 사람만의 어깨, 그 사람만의 허리가 되어 남들과 같지 않은 다른 해석과 분석이 돼야 하지 않을까?

철석같이 믿고 있는 의학적 상식과 현대의학에서 말하는 몸의 스펙(사용설명서)을 강요하는 것은 다른 이들에게는 맞아도 나에게는 맞지 않는 보조기들을 남들처럼 왜 맞지 않느냐고 억지로 꿰어 맞추는 것 같다.

몸은 스펙이 될 수 없다. 금형으로 유리잔을 찍어내듯 모든 규칙들을 따를 때조차도 몸은 다른 결과를 내놓는다. 그래서 몸은 스펙이 아니라 이력(hysteresis)이라고 해야 한다. 그 사람만이 가지고 있는 몸의 역사(history)를 들여다보기 위해 이력서를 받아 들었음에도 불구하고 병원은 스펙으로 가득 찬 기준으로 동일한 잣대를 그 사람에게 들이댄다.

모든 사람들이 필연적으로 지켜야 할 수 많은 규칙들이 지나온 과거와 앞으로의 미래를 대비하여 오늘 지금 이 순간 따라야 할 과제일 수는 있겠지만, 그것이 건들면 깨질 것 같아 조바심을 내야 하고 떠받들어야 할 약한 '유리 몸'을 전제해서는 안 된다.

또 스펙을 따르는 '유리 몸'으론 구조적 틀을 부수며 갖는 무한한 가능성을 드러낼 수 없다. 획일적 몸의 사용설명서와 주의사항들로 '하지 마세요. 위험해요'가 만연해 있다.

이미 답습하고 세뇌 당했던 기존의 가치에 의문을 품고 그것이 절대적이지 않다는 것을 알게 되는 순간 규칙과 틀은 얼마든지 달라질 수 있다. '하세요! 만일 문제가 생긴다면 병원이, 치료사인 내가 있잖아요!'가 병원의 역할이다. 통증이나 질환으로 기존의 규칙과 습관적 틀에 주저앉아 있을 때, 움직임에 대한 두려움 속에서 웅크리고 있을 때 일어나 걸어도 뛰어도 된다고, 괜찮다고 용기를 갖게 하는 것이 병원의 역할이어야 한다.

## 22. 변화

"병이 나면 평소 좋아하던 음식이나 행위를 끊고 싫어하던 것을 먹거나 행해 보라." 원나라 식경(食經)의 말이다. 매일같이 반복되는 분주한 일상에서 '5분만 더...'를 외치며, 깔깔한 아침을 때우고 쫓기고 떠밀리듯 학교로, 직장으로 달려가야만 한다. 어제 밀어 둔 업무나 오늘 던져지는 새로울 것 없는 일들에 아침부터 머리는 지끈한 답답함만이 쌓여간다. 어제와 다른 점심을 고민해보지만, 재탕일 뿐이고 나른한 오후처럼 하루, 한 달이 내내 무감각했던 오늘과 다르지 않다.

아이쿠, 감기에 걸렸나! 온몸은 쑤셔오고 열도 나고 춥기까지 한다. 감기몸살이라는 핑계로 어제와 다른 일상을 맞는다. 밝게 흩어지는 빛이 방 한가득 채울 때까지 늦은 아침을 맞아도 좋다. 코가 막혀 입으로 숨을 쉬는 곤욕도, 부은 목구멍은 침마저 날카롭게 찢어 놓는 가시처럼 고통스럽게 넘겨간다. 저 멀리 무엇을 팔려는지 확성기 소리도 지나가는 아이들의 웃음소리도 메아리처럼 들렸다 사라진다. 너무 오래 누워있던 탓일까! 부은 맨발에 닫는 발바닥의 뭉뚱한 느낌이 온몸을 타고 푹신히 퍼져 나간다.

감기는 익숙한 것들에 내맡겨진 몸을 새롭게 느끼라고 경고하는 신호와 같은 것 같다. 맛을 잃은 감각에 밥알은 모래알을 굴리듯 입안을 자극한다. 냄새도 맡지 못하니 맛도 느끼지 못하겠지만 입속 밥알을 셀수 있으리라. 숨 한번 멈춘 적 없었으나 코로 숨 쉬는 것이 그렇게 편했던가 고마운 생각도 든다. 의례히 있었을 소리지만 오늘에서야 비로소 가까워졌다 사라지는 메아리 같은 소리를 듣는다. 바쁜 일상으로 쫙 말라붙은 양말을 벗어 던진 부은 발이 이토록 푹신한 구름이었던가 한다.

그저 그런 일상에서, 그저 그런 감각들의 무덤 속에서 감기는 언제나 새로운 자극제가 된다. 보는 것도, 듣는 것도, 냄새 맡는 것도, 호흡하고 음식을 씹고 삼키는 것도, 그리고 온몸이 쑤셔오는 것도 이 모두가 '감각하기를 잃어버린' 몸에게 주는 자극이며 경고이다.

무료한 일상을 벗어나 내 삶이 이대로 괜찮은 것인지, 어디쯤 왔는지, 어떻게 살아야 하는지에 대한 성찰까지는 아닐지라도, 익숙해져 무뎌져 버린 내 감각을, 내 몸을 깨우고 지키라는 사건(event)과 같은 감기다.

사건이 터지면 삶은 잠시 멈추고 주변을 살피기 마련이다. 나의 일상이 어떠한지, 날씨는 어떠한지, 걱정거리가 있는지, 잠은 잘 잤는지, 밥은 잘 챙겨 먹는지 등 자신의 일상을 돌아보는 시간을 갖게 한다.

그러나 사건처럼 감기가 주는 의미는 걸들 떠 보지도 않은 채, 몸은 빠른 일상으로의 복귀만을 생각한다. 지체없이 병원을 찾는다. 감기라는 놈은 서둘러 쳐부수고 무찔러야 할 병으로만 여긴다. 공격적으로 대처한 덕에 감기는 물러나겠지만, 머지않아 감기라는 놈은 더욱 강력한 무기를 장착하고 쉽사리 후퇴하지 않는다. 그때는 하루 치 약으로는 턱도 없다. 주사까지 맞아보아도 몇 날, 며칠을 질질 끄는 지루한, 떠나지 않는 감기와의 싸움이 이어질 것이다.

병이나면, 평소 먹지 않았던 것을 먹고 하지 않았던 움직임을 하라는 식경에서의 말은 이런 것 같다. 익숙하여 무료하고 무감각했던 모든 것들에 대해 따끔한 '변화', 그것을 경험하라고 감각들을 최악의 상황으로 몰아 놓고 느껴보라 한다. 감각을 이대로 방치하는 것을 더 이상은 내버려 둘 수 없다는 듯 감기는 몸을 날카롭게 깨워 변화를 꾀하고자 한다. 감기뿐이겠는가? 갑작스런 목과 허리의 아픔도, 손목도, 팔꿈치도, 무릎도 몸에서 일어나는 모든 사건들이 '이대로는 안 된다고', '이런 식으론 더 이상 버텨낼 수 없다고', '변화가 필요하다고' 소리쳐 대는 것이다.

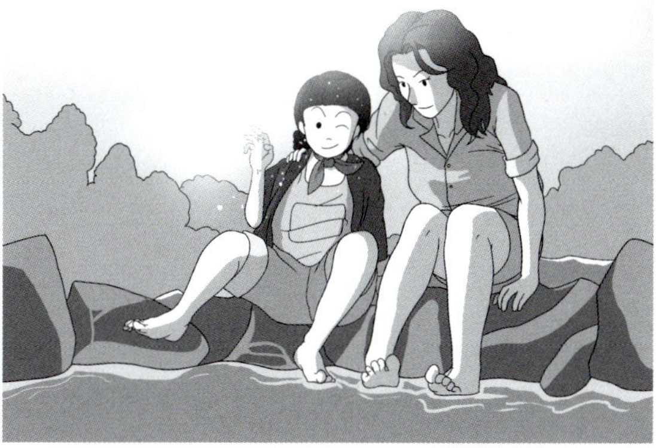

여행을 떠난다는 건 감기처럼 잊혀진 감각들을 깨우는 일이며, 무료한 일상의 '변화'다.

병에 걸렸고 그 병이 나으려면, 병을 치료한 이름 난 병원을 서둘러 둘러보는 것이 아니라 자신의 일상과 스스로의 몸에 대해 살피고 변화하는 것이 먼저다. 그렇게 더 이상 바꿀 일상이 없을 때 비로소 병원에게 '변화'를 물어야 한다.

# 몸, 알아야 할 것들
## (운동에 대한 상식)

## 제 IV 장

# 제 Ⅳ 장

# 몸, 해야 할 것들 (운동에 대한 상식)

## 1. 마음 따로, 몸 따로 운동

운동에 대한 생각은 한편 스트레스이기도 하다. '이런! 배가 언제 이렇게 나왔지, 온몸이 뻐근해, 답답해 죽겠네, 운동을 해야 하는데!' 하며, 걱정만을 앞세우고 선뜻 운동을 실행하기보다는 언젠가는 해야 하는 숙제처럼 미뤄지기 십상이다.

막상 걷고 줄넘기도 해보고, 윗몸일으키기도 해보지만 무작정 하는 것만 같고 안 하는 것보다 낫다는 식의 찜찜한 생각과 함께 이렇게 하는 게 맞나 싶기도 하다. '이게 아닌데, 이래서 될까?' 라는 의심으로 이내 헬스장을 등록해버린다. 돈을 지불하고 트레이너의 지적 그리고 수 많은 기계와 씨름하며, 주변 사람들의 땀 흘리는 모습과 경쟁하듯 스스로를 독려하고 자극 받기에 헬스장만한 게 없어 보인다.

하지만 처음의 의연한 마음가짐이 단 몇 일만에 무뎌지기도 하고 낯선 환

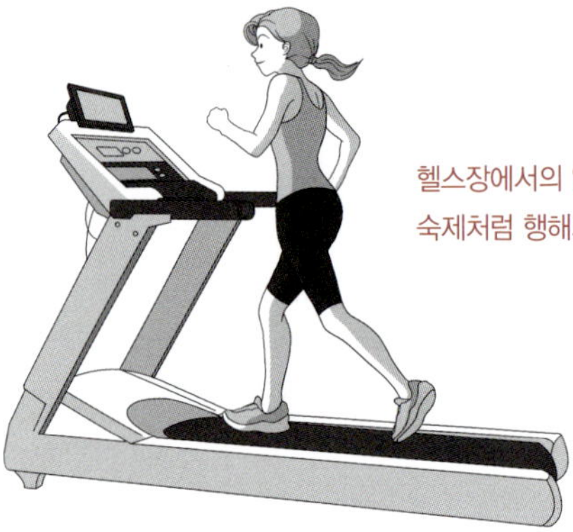

헬스장에서의 일 처럼,
숙제처럼 행해지는 운동

경, 서툰 장비들이 차츰 익숙해지면서부터 헬스장의 운동 역시 또다시 일처럼 지루해지기도 한다. 더디게만 가는 운동시간에 자꾸 시계에 눈이 간다. 좀 더 생산적인 일, 보다 나은 시간 관리로써 운동과 더불어 할 색다른 무언가를 고민하기도 한다. 헬스장에서도 이러한 회원들의 생각과 욕구를 알아채고 운동기구 앞에 텔레비전이며, 신문이나 잡지를 볼 수 있게 하고 있다. 홈쇼핑 운동기구 광고에서도 마찬가지로 '주부님들 뱃살 이젠 걱정 없습니다. 단 20~30분이면 충분합니다. 우리 주부님들 드라마 보시는 것 좋아하시죠! 드라마도 보시고 건강도 챙기세요. 이 운동기구로 운동을 하시면 뱃살도 쭉쭉 빠집니다.' 하며 운동과 일상의 것들을 함께할 수 있다 들먹인다.

해야 할 것도 많고 하지 않으면 안될 일도 널려있는 지금의 생활에서, 조금이라도 시간을 쪼개어 살아가야 하는 답답한 현실에서 일도 운동도 함께하는 게 맞을지 모르겠다.

아름다운 백조의 자태처럼, 물속 발은 쉴 새 없이 젓듯 자전거 페달을 돌리고 물 위 백조의 고상한 생각들은 신문과 텔레비전 드라마 속에 빠져 눈을 떼지 못한다. 마치 몸과 마음이 제 갈 길이 따로 있다는 듯, 머리는 복잡한 사건들로 그리고 다리는 죽어라 움직여 댄다. 머리와 다리가 서로 다른 길을 걸어도 된다는 편의적 생각으로 마음 따로, 몸 따로 그렇게 헬스장이나 홈쇼핑에서 소개된 기구들 위에서 시간을 보낸다.

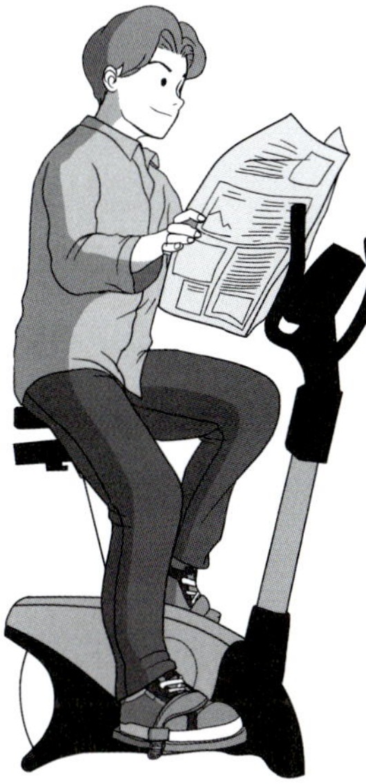

운동과 일은 함께 공존할 수 없다.

운동의 의미는 기계적이거나 칼로리의 소비만을 의미하지 않는다. 운동 중, 거친 호흡을 내뱉고 '쿵쿵' 뛰는 심장 소리를 듣고 어느 부분에, 근육에 힘이 들어가는지, 또 뻐근한 느낌이 드는 곳은 어딘지, 이내 볼을 타고 흘러내리는 땀을 느끼는 것이 운동이다. 일과 달리 몸에서 일어나는 변화를 경험하고 느끼는 것이 운동이다. 그러하기에 운동은 마음이 몸을 바라보는 시간이며, 마음과 몸이 함께 하는 순간 들이여야 운동이 된다.

헬스장의 분위기나 홈쇼핑의 운동기구 광고처럼, 그리고 흔히 하는 운동장에서의 가벼운 운동 등의 문제는 장소나 장비의 문제가 아니다. 마음 따로, 몸 따로 마지 못해 해야 했던 숙제처럼 빨리 그리고 운동과 함께 모든 것을 한꺼번에 해결해야겠다는 성급한 생각이 문제다.

운동은 여행과 같다. 여행을 떠나기 전 설렘에 잠 못 이루고 여행을 마친 후 갖는 포근한 일상, 그 한가운데 여행이라는 것이 있어 좋은 것처럼, 운동의 시작과 과정 그리고 끝에 이르기까지 마음과 몸이 함께하여 운동이 된다.

결코 생산적인 생각으로 시간을 쪼개어 몸은 몸대로 마음은 마음대로 따로따로 나눈 운동이라면, 드라마에서처럼 뻔한 결말의 그저 그런 몸을 갖게 될 것이다.

## 2. 운동과 일의 차이

우울한 사람의 걷는 모습(emotive line; 수직적, 수평적, 대각선적, 그리고 만곡이 기분에 따라 만들어진다. 이미지-외모로서 전반적인 감정 상태를 드러낸다.)을 보면, 다가가 어깨라도 두드리고 픈 연민한 마음은 보여지는 몸뚱이가 아니라 마음의 몸짓을 토닥이고 싶은 것이다.

마음의 명암에 따라 몸은 가벼워 보이기도 하고 무거워 보이기도 한다. 우울하고 쳐진 마음은 계단을 내려가는 움직임과 같아 금세라도 덥석 주저앉아 땅속으로 들어갈 듯이 몸을 무겁게 한다. 또 활기차고 즐거운 마음은 휘리릭 계단을 올라 하늘에 닿을 듯 가볍다.

해야 하겠다는 목적이 있는 마음이 들어서면 흥분감, 고통, 그리고 그 속에서 갖는 희열이 뒤섞여 한계치 이상의 에너지를 쏟게 한다. 운동이 그렇다. 마음이 들어서 행위로 이어질 때 운동이 되며, 몸과 마음은 서로에게 촉진의 자극이 된다.

그러하기에 몸 만을 움직였다고 해서 그것을 운동이라 단정 지을 수는 없다. 2층 사무실로, 지하 식당으로 일상 대부분의 동작이 그러하듯 목적이 업무에, 식사에 있고 그에 따른 오르고 내려가는 육체적 행위의 반복이 선뜻 운동이라고 얘기하기에는 마음이 빠져 있다. 이 같은 행동습관은 마음으로 읽어 내지 못하는 일이다.

바꿔 말하면, 일상에 이뤄지는 수 많은 움직임들에 마음이 잠시라도 녹아들어 있다면 계단을 오르내리는 단순한 움직임도 운동이 될 수 있다.

계단을 오르는 것은 높이 오르는 생각이며 그래서 좀 더 위쪽에 가까워지려는 행위로 숙였던 머리를 드는 것으로부터 시작된다. 머리를 든다는 것은 눈을 통해 보다 높은 곳을 향하여 마음을 전하는 것이다. 눈과 머리를 들어

오르려는 행위가 시작되고 몸은 오르기 위해 펴는 기능에 시동을 건다. 머리부터 발끝까지 구부렸던 모든 부위는 펴기 위한 과정일 뿐, 그 끝은 오르려는 몸에 힘을 실어준다. 이렇게 온 마음과 온 몸이 하나로 일치될 때 계단을 오르고 또 내려가는 움직임은 몸이 전하는 것을 마음이 읽어내듯 운동이 된다.

하물며, 정작 운동이라는 것을 하면서 이 시간이 빨리 지나갔으면, 언제 끝나나, 자꾸 퇴근시간을 확인하는 업무처럼 벗어나고 픈 마음뿐이라면, 땀은 비 오듯 솟고 숨은 턱까지 차오를지 모르겠지만 이것이 육체적 노동, 또 일과 무엇이 다른가?

알통이 울구락 불구락하면서 해머(hammer)로 하루 종일 쇳덩어리를 두드리는 일을 운동이라 하지 않는다. 일이라고 한다. 운동은 목은 목대로, 팔은 팔대로, 아랫배는 아랫배대로 서로가 상관없는 듯 두 눈 찔끔 감고 급하게 해치워 버리는 일이 아니다. 또 계단을 오르고 내리는 것이 운동이 된다고 떠벌리지만(참고로, 계단을 오르는 것과 내려가는 것을 운동으로 설명할 때 '계단을 내려가는 것은 무릎에 무리를 줄 수 있으니 계단 오르기만 하세요.' 한다. 계단 내려갈 때 무리라면, 오르는 것 역시 문제다. 차라리 평지를 걷는 운동이 낫다. 오름과 내림은 협응의 조화스런 근

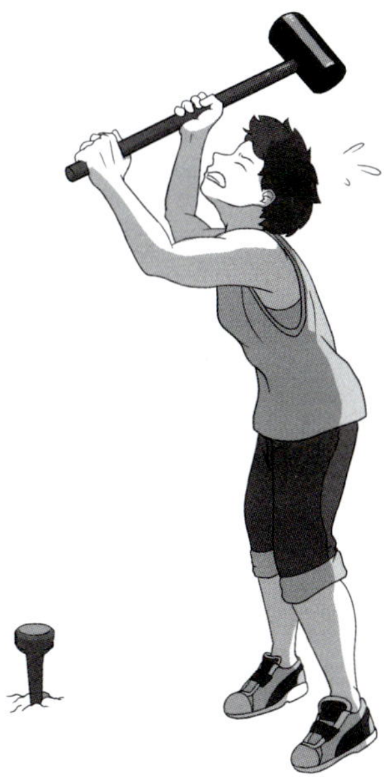

무거운 해머로 근육을 사용하고 있지만, 이것을 운동이라 하지 않는다. 일이다. 일은 내 몸에서 일어나는 변화들을 살피지 못한다.

육들의 작용이다. 편식적 운동으로 몸에 불균형을 만들지 않길 바란다.), 고개 숙인 채 두 다리를 기계적으로 움직이고 머리로는 업무에 골똘해 있다면 그것은 운동이 아닌 일을 하고 있을 뿐이다.

운동은 마음으로 시작하여 움직임을 만들고 수많은 이미지와 감각들을 집중시키는 작업이며, 몸의 변화를 탐색하고 모아가는 과정이다. 그래서 마음이 들어서지 못한 수많은 일상의 육체적 움직임들을 운동이라 하지 않는다. '하루 종일 여기저기 뛰어다녔어', '내가 얼마나 많이 움직이는데', '한 시라도 가만있지 못해' 라고 운동을 한 것처럼 말하지만, 이는 육체적 노동인 일에 불과하다.

## 3. 자극과 반응 사이 I

의료에서는 흔히 건강 하려면 내부환경과 외부환경이 항상성(homeostasis)을 이뤄야 한다고 한다. 나 이외의 모든 것은 거대 외부환경이다. 날씨, 음식, 일, 마주치는 사람들과의 관계 이 모든 세상에서 나는 지금 이 순간에도 시소를 타듯 균형을 맞추며 살아가고 있다.

'나'라고 말함으로서 내가 아닌 '너'라는 것에 경계 짓듯 외부환경과 나는 거리를 둠으로써 나를 온전히 바라보고 세상으로부터 지켜낼 수 있다. 하지만 외부환경과 의식적으로 아무리 많은 경계와 거리를 둔다 하더라도 중력에 묻혀 버린 몸처럼, 물속에 잠긴 몸처럼, 외부환경과의 경계도, 거리도 모호할 때가 많다.

나 외의 외부세계는 끊임없이 나를 자극하고 있지만, 경계와 그에 따른 수용을 몸이 알아채지 못한다면 세상에서 나의 몸은 통제 불능의 상태로 흔들리며, 세상에 묻혀 버릴 수 있다. 그렇게 외부환경에 함몰되어 버린 몸은 경계와 수용, 조율의 어려움을 겪게 되고 그로부터 내 몸은 질환의 위험까지 내몰리게 한다.

이런 무방비 상태의 몸을 그나마 지켜내는 '감각'이라는 것이 있어 다행이다. 감각은 넓어지는 세상만큼, 감각의 수용범위가 커진 만큼 무엇인가를 향해 열려 있어야 하고 그로부터 경계를 짓게 한다. 감각은 바깥 것을 탐지하여 의식에게 이러이러한 맛도, 냄새도, 소리도, 촉각도 있다 전달한다. 위험하지 않다고 판단 내려지기 전까지 감각은 무의식적 본능을 자극하여 의식을 깨우는 확인과 경계의 작업을 지속한다. 그들이 그렇게 깨어 있을 때 위험한 세상과 소통하며 외부환경으로부터 나를 지켜낼 수 있다.

그러나 그러한 감각 역시 반복된 자극과 일상의 습관들로 인해 버젓이 존재하는 맛도, 냄새도, 소리도, 촉각, 움직임도 끝내 느끼지 못하게 한다. 지루한 자극들은 맴돌다 사라지고, 강렬한 처음 느낌만을 감각은 반짝 받아들이고 또 이내 아무일 없었다는 듯 무감각 해져 버린다. 급기야는 여전히 남아 사라지지 않은 자극 마저도 더 이상의 감응을 일으키지 못하기도 한다.

그렇게 세상과의 감각을 잃어버리고 무뎌져 가면서 '아픈 몸이 왜 낫지 않느냐!' 고 푸념만 늘어놓는다. 내 몸의 경계가 무너졌음을 먼저 알아채지도 못하고 또다시 익숙해져 버릴 치료의 자극에 삐거덕 되는 몸을 맡긴다.

치료 역시 감각의 자극이다. 처음 치료를 받을 때면, 내 몸 감각은 사뭇 진지하게 받아들였을 것이고 통증 감각으로 모든 습관적 행위들은 새로운 자극을 받아 더욱 날카로운 경계를 하며 움직였을 것이다. 그러나 그것도 잠시였을 뿐, 익숙해진 찜질팩은 더 이상 시원한 감각을 주지 못하고 찌릿한 전기자극의 강도는 스멀스멀 오는 듯 마는 듯 더 세게 올려 달라 한다.

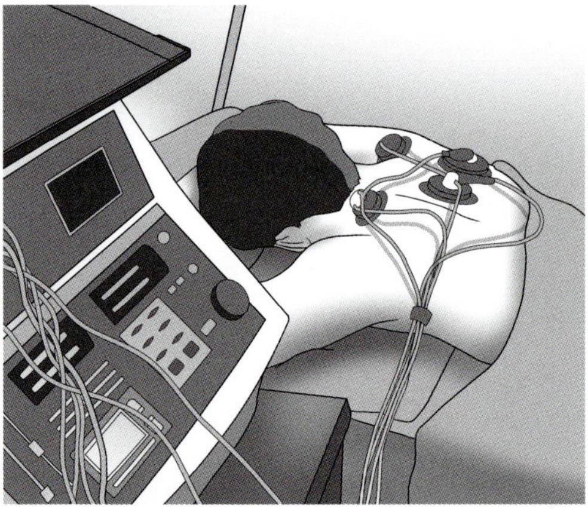

반복적으로 주어지는 자극은 그것이 치료여도 감각을 무뎌지게 만든다. 감각을 무뎌지게 만드는 자극은 더 이상 치료의 의미를 갖지 못한다.

감각은 건들어야 반응하는 수동적이고 소극적인 존재이며, 또 쉽게 몸은 자극에 순응해 버린다. 감각을 잃어버린 몸도, 잃어버린 감각을 되살리려는 치료도 피상적으로 머물다 사라져 아픈 몸을 낫게도 하지 못하고 오래도록 몸을 지켜내지도 못한다.

수동적이며, 소극적이고 순응적인 몸의 감각을 능동적이며, 적극적이고, 저항하듯 되살려 놓는 방법이 있다면 거대 외부 환경으로부터, 세상으로부터 쉽게 휘둘리는 내 몸은 버텨낼 수 있을 것 같다. 그럴 방법이 있을까?

## 4. 자극과 반응 사이 II

몸은 세상에 열려 있는 감각들로 이뤄져 있지만 반복된 자극으로 인해 닫혀 있는 듯 무감각할 때가 보통이다. 처음 경험한 자극들에 대한 반응은 일반적으로 강력하다. '아이, 이게 뭔 냄새야, 앗 뜨거, 시끄러워 죽겠네!, 걸을 때마다 무릎이 시큰거리네!, 목과 허리가 뻐근해!' 등 역겨운 냄새에, 뜨거운 냄비에, 정신없는 소리에, 그리고 아픈 무릎, 목과 허리에 불쾌한 반응을 보인다. 화들짝 놀란 반응도 그때뿐, 연이어 노출된 감각에 몸은 쉽게 적응하고 무시하기 마련이다.

시각, 청각, 후각, 미각이라는 특수감각들은 본능적이고 자동적이어서 반응이 일반적으로 같다. 그에 비해 촉각과 온도감각, 압각, 통각, 관절 위치와 운동, 근육의 뻗침, 힘줄의 장력을 감각하는 몸 감각은 자동적이면서도 의식적이기도 하다. 즉, 몸 감각은 특수감각들에 의한 뻔한 무의식적 반응과는 다른 의식적 반응을 동시에 경험할 수 있다.

시각, 청각, 후각, 미각과 같은 특수감각에게는 없는 의식적 판단이 내려지는 몸 감각은 자극에 대해 지각하고 분석하고 대처하여 실제 반응으로 실제 움직임을 반응으로 결정짓는다. 또한 의지적 노력으로 자극을 적극적으로 느끼게도 할 수 있다. 딛고 있는 발에 느낌이 어떤지, 무엇 위에 발이 놓여있는지 시멘트 바닥인지, 잔디밭인지, 모래밭인지 이미 존재하는 세상에 대해 의식적 관심을 가지고 그 자극에 집중하여 경험할 수 있는 것이 몸 감각이다. 또한 눈을 감고도 팔이, 다리가 어느 위치에 있는지를 알 수 있는 운동감각이기도 하다.

그렇게 자극에 대해 내가 어떻게 의식적으로 인지했느냐에 따라 몸을 적극적으로 읽어 낼 수도 있는데 특수감각의 그것처럼, 몸 감각 역시 자동적으로 습관 속에서 무관심해 버린다. 뜨끔뜨끔, 뻐근하고 묵직한 감각을 계속 해서 의식에게 자극하고 있지만, '이러다 말겠지!' 하며 짜증과 함께 무시해 버릴 뿐이다. 그렇게 자극은 쉬지 않고, 위험하다고, 지금은 잠시 쉴 때라고 경고하지만 의식은 힐끔 쳐다볼 뿐 여전히 반응이 없다.

역겨운 냄새에 코를 막고, 뜨거운 냄비를 던지듯 놓아버리고, 시끄러운 소리에 귀를 막지만, 무릎, 목과 허리의 아픈 몸의 감각은 어찌해야 하는가? 그저 내버려 두면 알아서 진정되고 익숙해지려나? 또 통증이 너무 예민하게 굴 때면, 치료는 그 통증보다 강력한 감각적 자극을 통해 통증을 억누르면 아무 일이 없었다는 듯 돼 버리는가? 익숙해지기 만을 바라서는 안 되는 몸의 감각이지만, 아플 때면 덜 느끼고 덜 반응하도록 희망한다. 안타깝지만, 만성 또는 고질병은 이렇게 만들어진다.

만성 통증자극을 통해 그에 걸 맞는 대처 반응을 해야만 했다. 무감각하고 무시하고 거추장스럽게 밀려오는 통증 자극을 피하기만 했다. 그럴 수밖에 없었던가? 자극과 반응 그 사이에는 공간(space)이 있다. 이 공간을 의식이라고 한다. 같은 자극일지라도 의식이 어떻게 느끼고 판단을 내렸느냐에 따라 자극에 대한 반응은 얼마든지 변할 수 있다. 그것이 시각, 청각, 후각, 미각과 같은 특수감각과는 다른 것이 몸의 감각이다.

익숙하고 습관화된 모든 것들이 자동적이며, 무의식적이라면 또 그것이 만성과 고질병을 만들었다면 바뀔 수 없는 운명처럼 안고 살아가야 한다. 그러나 몸의 감각에는 의식이라는 공간이 존재한다. 감각을 알아차리고 (awareness), 그로부터 빠져나와 극복할 수 있는 꼼꼼한 의식이 버젓이 존재하고 있다.

지금의 만성과 고질병의 희망은 몸 감각을 통해 자극을 알아차림으로서 익숙하고 습관화 됐던 모든 것들로부터의 탈출이다. 처음 느끼는 감각처럼 깨어, 처음 맞이하는 감각처럼 그로부터 의식하고 반응하는 데 있다. 그렇게 의식적으로, 새로운 습관으로 다시금 몸을 만들어 낼 수 있다. 공간(space) 속에 의식이 존재하는 몸의 감각은 무엇으로도 변할 수 있다.

## 5. 자극과 반응 사이 III

자극이 들어와 뇌를 자극하고, 자극 받은 뇌는 운동을 일으켜 눈에 보이는 반응을 내놓는다. '들어오고 나가는 것'이 일반적인 자극과 반응이다. 삶의 경험처럼, 들어왔음에도 그 자극이 작고 익숙하여 의식하지 못하고 그에 따른 나가는 반응이 시큰둥해질 때가 더욱 많다.

감각은 항상 열려 받아들였지만 익숙하고 습관화되어 적절한 반응으로 내보내지 못 하는 일이 많아질수록, 그렇게 받아들인 수많은 자극들은 고스란히 몸 어딘가에 의식 없이 차곡차곡 쌓이게 된다. 빈틈없이 몸에 자리한 자극들은 더 이상 참지 못하고 통증이라는 가장 가혹한 자극을 통해 이제서라도 반응으로 내보내 달라고 아우성을 치는 상황까지 치닫게 한다. 신기한 것은 근육도, 호흡도 알아서 움직이고 숨 쉬는 자동이었지만, 몸의 위급상황에서는 근육도, 호흡도 의식에 따라 조절이 가능하다는 것을 알게 된다. 통증은 확실하게 몸의 반응을 일으키는 자극이다. 이때부터 근육의 움직임 하나하나에 집중하게 되고 호흡마저 조심스럽게 쉬게하는 반응을 일으킨다.

지금까지 목적지만 결정되면 알아서 근육들은 움직였고 숨을 쉬려 애쓰지 않아도 의례히 호흡했고, 근육이나 호흡은 그렇게 의식의 관여 없이 무의식적으로 움직여졌다. 지금까지 감각은 무의식에서 무의식으로, 들어오고 나가는 것 없이 그렇게 세상과 단절된 소통을 해 왔다. 그러나 그러한 소통방식으로는 더 이상 몸이 버텨낼 수 없다고 한다.

통증 감각들은 그러했던 무의식적 소통방식에 의식의 문을 두드리게 한다. 의식으로부터 시작하여 들어오는 감각적 자극을 적극적으로 탐지하고 걸러내고 반응으로 순환하는 방법을 선택하라 한다.

세상과 소통하는 몸의 문은 열리는 방법도 형태도 다를 수 있지만, 문의 의미로써 열리고 닫혀야 하며, '소통의 방식'이 여러 가지라면 그 방식 모두를 따를 때 세상과 별 무리없이 지낼 수 있다.

세상과 소통하는 몸의 문은 무의식적인 문과 의식적인 문 모두를 가지고 있다. 하지만, 흔히 무의식적이고 자동적인 문을 통해서만 세상과의 소통을 하고 있다. 그 문은 비록 관심을 주지 않아도 지금 이 순간 열리고 닫히겠지만, 세상과 소통하는 문, 즉 의식의 문은 삐거덕거리며 녹슬어 열리지 않을지도 모른다.

닫쳐져 열리지 못하는 의식의 문은 나와 세상을 격리시키는 벽과 같다. 시멘트 벽에 갇혀버린 몸은 숨통을 트고자 몸부림을 친다. 닫쳐진 의식의 문을 여는 방법으로 통증의 힘을 빌어서 고통스럽게 열어젖힌다.

늦었지만 이제라도 닫혀져 있던 의식의 문을 열어야 할 때다. 보다 능동적으로 근육이 하는 일을 느끼고 들어오고 나가는 공기의 흐름을 감각해야 한다. 맴돌다 사라지는 흔한 감각들에 대해 보다 적극적인 의식적 관여가 아픈 몸에겐 절실할 수 밖에 없다. 감각을 잃어버리고서, 또 의식을 잠재우고 서는 세상의 위험으로부터 맞서 몸을 지켜낼 수 없다.

## 6. 코, 입 그리고 호흡

보기 싫은 것이 있으면 눈 감으면 되고, 듣기 싫으면 귀 막으면 된다. 먹기 싫은 게 있다면 입을 다물어도 되지만, 코까지 막아 버릴 수는 없는 일이다. 코의 기능은 항상 깨어 있으면서 나의 외부와 내부세상을 연결시켜 주며, 냄새가 아닌 일차원적인 작업으로 호흡에 관여하기 때문이다.

코는 입에 비해 작은 통로다. 좁은 두 갈래 통로를 따라 가늘고 길게 그리고 천천히 숨을 들이쉬게 한다. 코 통로 여기저기에는 코털이 있어 노폐물을 걸러내는 일도 하니 먼지 많은 공기를 마실 때는 코로 숨 쉬는 것이 이롭다. 특별한 운동이 없는 일상에서도 코로 숨을 들이쉬고 내쉬기에 충분하다.

호흡은 코에서 코로, 코에서 입으로, 입에서 입으로 들어오고 나가는 방식으로 이뤄진다. 때론 분을 삭이기 위해 '씩씩대기'도 하는 입으로 하는 호흡

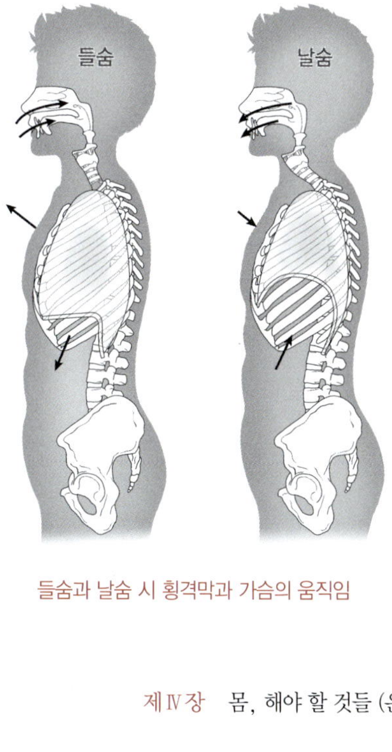


들숨과 날숨 시 횡격막과 가슴의 움직임

도 있지만, 통상은 세 가지 호흡 통로의 방식이 섞이는 호흡을 한다. 이러한 코와 입을 통한 여러 호흡 방식이 있음에도 불구하고 찌든 일상에서는 입 한 번 꿈쩍 않고 코로만 호흡할 때가 많다.

코에서 코로 또는 입에서 입으로 이어지는 무의식적 호흡은 일상처럼 무료한 반복이다. 마치 인공적으로 호흡을 조절하는 산소 호흡기를 차고 있는 것처럼 일정한 압력, 양, 호흡 간격에 의지해 겨우 숨 쉬고 있는 것과 같다. 코에서 코로 순환하는 호흡은 익숙한 것들의 반복처럼 습관이 된다. 오랫동안 새로움을 꾀하지 않아 굳어진 이 같은 습성의 무의적 호흡은 의식적인 호흡을 할 수 있다는 것조차도 잃어버리게 한다.

코에서 입으로 이어지는 호흡은 보다 의식적이며, 의지적 호흡이라 할 수 있다. 코로 들이마시고 입으로 내뱉는 호흡 방식은 의식하지 않는다면 가능하지 않다. 이런 호흡을 의지적으로 유지하지 않는다면 코에서 코로 호흡하는 방식으로 쉽게 되돌아간다.

코에서 입으로 이어지는 호흡은 일상과 다른 상황에서도 나타난다. 격렬한 운동 속에서 거친 숨소리를 듣게 된다. 또 명상을 통한 호흡 방식으로도 숨을 느낄 수 있다. 가만히 보면, 신체적 변화가 있을 때 또는 변화를 느끼고자 할 때 코에서 입으로 이어지는 호흡은 자연스럽게 의식을 자극한다.

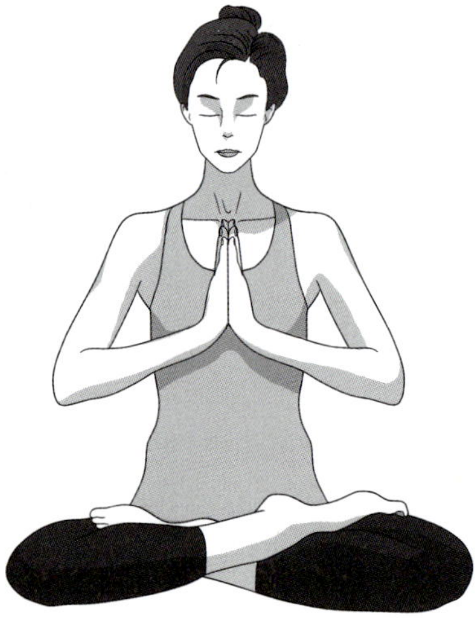

호흡은 의식과 무의식적 움직임을 연결한다.

일상이 병을 주었다면, 또 무

의식적인 습관들이 병을 만들었다면, 코에서 코로 이어지는 무덤덤한 호흡은 간과할 수 없는 일이다.

살아가기 위한 최소한의 무의식적 호흡만이 일상에 가득하다면, 살아지기 위한 최소한의 호흡일 뿐이다. 지금 몸에게 필요한 호흡은 의식적 호흡이다. 코로 들어오고 입으로 나가는 의식적 순환을 느끼는 숨을 쉴 때 살아지는 게 아니라 살아가는 숨을 쉬게 한다.

격렬한 운동에서의 거친 호흡, 명상을 통한 고요한 호흡, 또 낯선 곳에 도착하여 차에서 내린 순간, 맞이하는 깊은 호흡은 모두 의식 속에 자리한 호흡이다.

## 7. 흉식 호흡도 좋은 호흡

일반적으로 외관상 보여지는 호흡은 둘로 나뉜다. 가슴 움직임을 주로 사용하는 흉식호흡과 숨을 들이마시고 내뱉을 때 횡격막이 위아래로 오르고 내려가면서 배가 자연스럽게 부풀어 오르고 꺼지게 하는 복식호흡이 있다. 흔히들 흉식호흡은 얕은 호흡이라 경계하며, 깊게 들이마시고 내뱉는 복식호흡이 좋은 호흡법이라고 지적하고 있다. '숨을 깊게 쉬어라. 횡격막은 폐를 아래로 잡아당기는 근육으로 폐가 확장하고 산소를 폐로 받아들일 수 있게 한다.' 고 마이클 로이젠의 '내 몸 사용설명서' 에서도 같은 말로 복식호흡을 강조하고 있다.

하지만 이에 반해 브랜딘의 호흡해부학(Anatomy of Breathing)에서는 호흡에 대해 보다 본질적인 질문으로 다양한 호흡법의 의미를 생각하게 한다. '호흡 방식은 적어도 100가지 정도의 호흡이 있고 어쩌면 더 많은 호흡법이 있으며, 왜 어떤 호흡은 능동적이고 어떤 호흡은 수동적인가, 왜 호흡 정지의 순간이 휴식 시간이 되거나 역동적인 시간이 되는가?' 를 지적하며

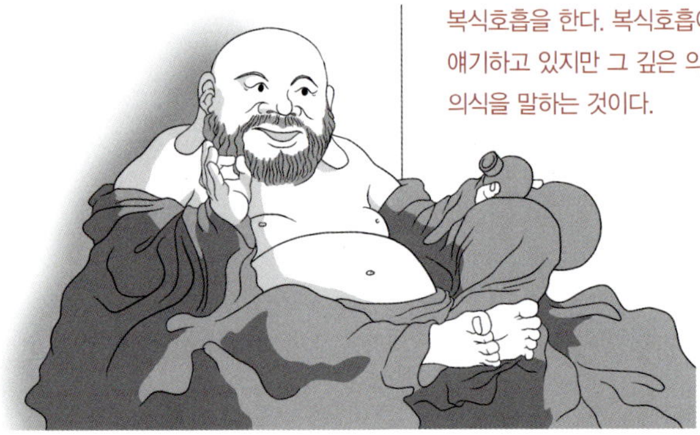

정적인 자세에서는 누구나 좋은 호흡이라는 복식호흡을 한다. 복식호흡이 좋은 호흡이라 얘기하고 있지만 그 깊은 의미는 호흡에 대한 의식을 말하는 것이다.

쉴 새 없이 춤을 추듯 숨 쉬는 이유를 설명하고 있다. 덧붙여, 획일적 복식호흡에 대한 찬양에도 손가락질을 잊지 않고 있다.

요란한 신체적 활동(움직임)을 하는 동안 배까지 들이마시는 복식호흡을 한다면, 깊게 들이쉴 때 사용되는 에너지의 과다사용과 깊고 큰 호흡에 따른 몸(척추)의 흔들림에 영향을 주기 때문에 오히려 흉식호흡이 더 자연스럽고 이로운 호흡이 된다.

혹여 '복식호흡이 좋다.'라고 해서 '난 한 번도 복식호흡을 해본 적이 없으니, 이제 건강을 위해 한번 해 볼까?' 우습지만 동적 움직임을 뺀 일상의 모든 정적인 자세에서는 복식호흡을 한다. 또 육체적 움직임이 최소가 되거나 앉아 있을 때, 하루 일과를 마치고 휴식을 위해 눕거나 잠이 들 때면 배가 불룩 나왔다 들어가는 것을 볼 수 있다. 복식호흡이다.

어느 자세에서 또 자세보다는 정적이냐 동적이냐의 행위의 유무가 흉식과 복식호흡을 결정짓는다. 정적으로 고정된 자세에서는 복식호흡을 하게 되고, 활동적인 움직임을 하고 있다면 흉식호흡을 한다. 이와 같은 상황 별 호흡의 변화는 외부 환경(중력)에 대한 호흡 근육들의 자연스런 전략적 방식이다.

그렇다면 이처럼 '좋다' 권유하고 있는 복식호흡은 자세나 행위에 따른 일상에서의 호흡을 지적하는 것은 분명 아닐 것이다. 그리고 수동적이고 무의식적이며, 자연스럽게 이뤄지는 복식호흡을 또한 건강을 위해 강조하는 것도 아닌 것 같다. '들이마신 양보다 많은 양을 내뱉으라!'라는 말에서 보면, 캄캄한 배속에 들여보내지는 많은 공기가 이로워 복식호흡을 하라는 것도 아닐 것이다.

'복식호흡을 하라!' 라는 이유는 잠시 멈춰 숨을 의식하고 깊게 느껴보라고, 이런 호흡도 있다 하고 복식호흡을 강조하는 것이다. 또 '복식호흡을 하라!'의 의미가 이러하다면, 흉식호흡도 홀대 받을 이유가 없다. 호흡을 알아차린다는 의미에서 흉식호흡도 그렇게 의식적일 수 있다면, 복식호흡 못지않은 좋은 호흡이 된다.

이제 좋은 호흡을 말할 때, '흉식호흡과 복식호흡 중 어느 것이 좋냐?' 라는 질문이 아니라 '의식하고 있냐?', '느끼고 있냐?', '조절이 가능하냐?'로 좋은 호흡을 물어야 한다.

## 8. 빨개진 얼굴 |

윗몸일으키기만큼 힘든 운동도 없다. 하나라도 더 하기 위해 바닥까지 내려가지도 못한 채 바로 올라오기도 하고, 힘이 빠질수록 귀 뒤에 놓였던 손은 목과 얼굴에 가까스로 손끝만을 간신히 대고 팔꿈치가 무릎에 빨리 닿을 수 있는 온갖 방법을 동원해 쥐어짜듯 목표한 횟수를 채워 나간다.

복부비만으로 인한 허리통증의 문제나 출렁하는 뱃살의 고민은 윗몸일으키기가 필수 운동이다. 체력장 시험만큼의 급박한 상황은 아니지만, 숨 한번 제대로 쉬지 않고 순식간에 해치워 버리게 만드는 윗몸일으키기 운동은 곤혹 그 자체다. 투쟁처럼 윗몸일으키기를 하는 동안 자세가 어떤지, 숨은 쉬었는지, 유지는 했었는지 등의 관심보다는 1분에 몇 개를 했는지에 대한 의욕만이 앞선다. 급하게 해치워 버려야 했던 윗몸일으키기는 빨갛게 달아오른 상기된 얼굴로 숨 막혔던 윗몸일으키기를 고스란히 보여준다.

이 같은 행위를 발살바 현상(valsalva maneuver)이라고 한다. 발살바는 성문(聲門, glottis)이라는 뜻이다. 개폐 정도에 따라 공기의 흐름을 조절하여 '소리를 내는 문(성문)'으로써 공기의 흐름이 닫혀 폐쇄된 상황을 말한다.

언젠가 회사원이 화장실에서 뇌출혈로 사망한 일이 있었다. 법원에서는 과도한 스트레스로 인해 약해진 뇌혈관이 터져 사망한 것으로 보고 업무상 재해로 인정했다. 화장실에 앉아 힘을 줄 때면, 성문을 닫아버려 분출하지 못한 내부압력이 약한 뇌혈관을 터지게도 한다. 일상에서 경험할 수 있는 숨을 참아 생기는 빨개진 얼굴이 대표적인 발살바 현상이다.

윗몸일으키기는 복부와 가슴 주변까지 이르는 근육을 단련하는 일이기 때문에 아무래도 숨쉬는 과정에서 영향을 크게 받을 수밖에 없다. 그렇다고 해서 숨을 참고 제한하여 순간적인 힘을 보태어 내는 행위로써 멈춘 호흡을 사

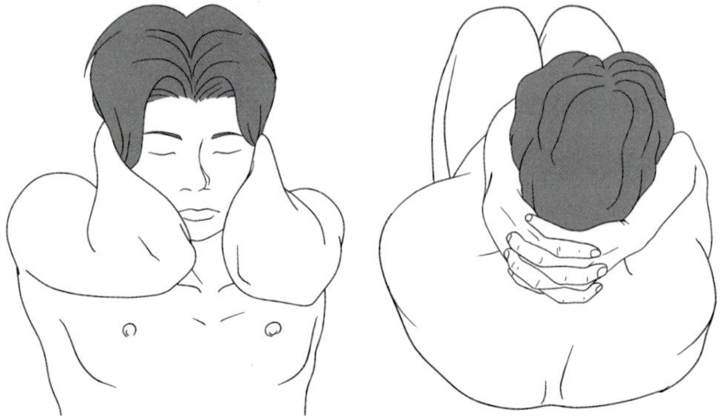

잘못된 윗몸일으키기 자세

용한다면, 혈압의 상승을 일으키는 문제를 야기할 뿐만 아니라 복부단련에도 그리 도움이 되지 못한다.

호흡을 참아 이뤄진 윗몸일으키기는 강제적이며, 모든 신체조직을 일시적으로 폐쇄시켜 얻은 답답한 긴장이고 억압이다. 이러한 윗몸일으키기 운동은 결코 기초체력을 또는 날씬한 복부를 만들어 낼 수 없다.

'배가 나와, 복부 근력이 떨어져!' 라고 하면서 '윗몸일으키기를 하루에 20회씩, 세 번 정도 하세요!' 라고 전문가들이 던지 듯 말한다면, 대부분의 사람들은 1분에 몇 회를 하는 지에만 관심을 둘 것이다. 1분에 20회는 일도 아니다. 두 눈 찔끔 감고 한 세트 당 20회, 3세트는 3분이면 끝난다.

그렇게 전문가의 지시에 따라 하루도 빠짐없이 윗몸일으키기를 했다. 묵묵히 숨도 참아내며 했다. 그런데 뱃살은 줄지 않고 도리어 엄한 허리만 아파 온다.

## 9. 빨개진 얼굴 II

근육의 단련은 호흡과 함께 이뤄진다. 참는 호흡이나 멈춰버린 호흡으로 근육은 단련될 수가 없다. 멈춰진 호흡에서 강제적인 근육의 사용은 단지 한겨울 밖에 널어 논 빨래처럼 뻣뻣하게 얼어버리고 딱딱해질 뿐이다.

호흡은 운동의 시작, 중간, 끝이라는 과정을 결정짓는 운동의 첫 단계며, 무엇보다 호흡은 근육의 작용 속도를 결정한다. 호흡이 빠르면 근육의 속도도 빨라지고 호흡을 늦추면 그 만큼 근육의 속도도 느려진다. 특히, 느린 호흡에 맞춰 이뤄지는 운동은 빠른 속도에서 참여하지 못했던 근육마저 동원시키는 역할도 하여 느린 호흡이 오히려 운동에서는 이롭다.

그러나 멈춰진 호흡은 운동의 전 과정을 송두리째 무시하고 처음부터 끝까지 몸을 극단적으로 경직되게 한다. 근육을 터질 듯 조일 뿐이고, 조여진 근육 사이의 혈관은 압박되어 근육의 원활한 혈액순환에도 어려움을 주게 된다.

또한 들이 쉬면서 운동할 때와 내뱉으면서 운동할 때 호흡의 작용은 근육에 극명한 차이를 보여준다. 예를 들어, 팔의 알통(이두박근, biceps brachii)을 만들기 위해 팔을 구부릴 때 호흡에 따라 다른 느낌을 가질 수 있다. 즉, 숨을 내뱉으면서 또 숨을 들이마시면서 팔을 구부려 보면 쉽게 호흡에 따른 차이가 있음을 알 수 있다. 사람마다 느낌의 차이는 있겠지만, 숨을 내뱉으면서 알통을 만들 때 더 힘이 들고 어렵다. 그리고 숨을 들이마시면서 할 때는 상대적으로 더 쉽게 큰 힘을 내는 것처럼 느껴진다.

숨을 들이마시면서 알통을 만드는 게 더 쉬운 이유는 알통 근육 외에 또 다른 근육들이 뻣뻣한 긴장으로 도움을 주었기 때문이다. 들어 마신 호흡 상태에서는 목과 가슴에 분포한 호흡 근육뿐만 아니라 알통을 만드는데 작은 힘이라도 보태려는 듯 몸 전체가 긴장함으로서 알통을 쉽게 그리고 불끈 힘이 들어간 것처럼 느껴지게 한다. 그때 강력하게 작용하는 것이 들어 마신 상태에서 호흡을 멈췄기 때문이다.

호흡을 통한 주변 근육들의 도움은 알통만을 순수하게 단련시키지 못하고 정작 만들고자 했던 원활한 근육의 단련에 불필요할 도움만을 줄 뿐이다. 또한 이내 참았던 호흡을 갑자기 내쉴 때 온몸의 긴장은 풍선이 바람 빠지듯 피식 사라져 버리게 한다.

윗몸일으키기도 이와 마찬가지로 호흡없이 반복된다면, 숨을 참아 온몸을

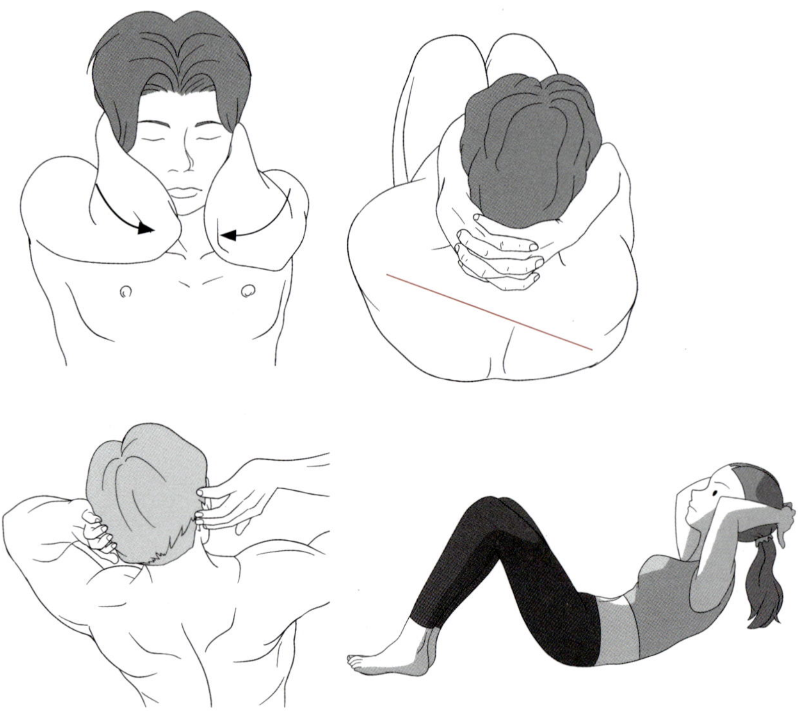

올바른 윗몸일으키기는 팔을 모아 도와주거나 좌우를 흔들어 일으키는 것이 아니다. 또 거리는 무릎에 팔꿈치가 닿을 필요가 없다. 팔은 귀 옆으로 펴고 어깨뼈가 들릴 정도면 충분하다.

긴장 상태로 만들고 순수한 복부 근육의 전신의 긴장력으로 윗몸일으키기를 한 것이다. 이에 더해, 윗몸일으키기가 자신의 한계를 극복하겠다는 흥분감, 희열과 고통이 뒤섞여 빠르고 분주한 움직임만을 쫓는 욕망처럼 느껴질 때면 더더욱 온몸의 긴장은 극에 달한다.

빨갛게 상기된 얼굴처럼, 들어마신 숨을 참으면서 주변 근육들을 보태어 오로지 속도와 몇 개라는 횟수의 시간적 의미만을 반복하고 숙제처럼 해치워 버려야 한다는 식의 도전과 욕망이 윗몸일으키기 운동이 되어버린 것이다.

어디 윗몸일으키기뿐이겠는가? 운동이란, 자연스런 호흡과 함께 근육의 움직임이 뒤섞이고 몸에서 일어나는 변화들을 알아차리는 그런 순간이 운동이다. 세상은 '더 높이, 더 멀리, 더 오래' 라는 올림픽 식의 '더' 로 가득하다. '더'로 인한 빨개진 얼굴에선 운동의 그런 순간을 찾아보기 힘들다. 자세나 몸의 소소한 살핌없이 '더' 만을 강조하는 운동에서 이제는 '덜' 이라는 의미를 두어야 한다.

## 어울리는 치료

치료란 진단의 범주에서 벗어나지 못하고 '완치'든 '유지'든 어떠한 것이라도 그 목적을 향하여 부단히 노력하는 과정이다.

치료로 빠른 호전과 쾌유를 치료받는 사람과 치료하는 사람에게 흐뭇함을 전하기도 하지만 언제나 치료가 성공적인 것만은 아니다. 모호한 안개 속의 연속일 때가 많다.

치료의 더딘 진척으로 그저 그런 하루를 또 보낸다. 어제와 오늘은 분명 같은 하루가 아니듯, 오늘은 어제와 다른 무언가를 치료받는 사람도, 또 그를 치료하는 사람도 낙담 어린 희망을 걸고 있지만 돌아오는 것이라곤 'so, so', '그저 그렇다!' 하며 고개 숙이기도 한다.

이런 환자 앞에 선 치료하는 사람의 의욕도 바닥일 수밖에 없다. 차라리 아픈 사람에겐 가혹한 말일 수 있겠지만, 치료받기 전보다 더 악화됐다는 식의 말이 치료하는 사람을 자극할 수 있을지도 모를 일이다. 때론 만성질환 환자의 경우, 치료받는 사람 그 자신의 잘못으로 낫지 않는 이유를 떠넘길 수도 있지만, 그 또한 뒤끝은 개운치 않긴 매 한가지다.

무엇이 이토록 치료하는 사람을 무료하게 만드는가? 치료가 잘못 되었다면, 어디서부터의 잘못인지, 하나의 진단 범주 안에서 꾸준히 발전해 온 수많은 치료법이 아직도 부족하단 말인지, 도무지 그 처음과 끝을 알 수가 없다.

어렴풋한 실마리로, 무릎만, 허리만 보였던 몸이 어느 순간 그것은 단지 환자 자신의 전체가 아닌 일부분이었다는 것을 깨닫지만 그것 또한 거기까지가 한계다. 진척 없는 환자와 치료사의 관계는 녹음된 인사말을 건 내듯 서서히 기계적이고 자동적인 관계로 변해간다.

왜 일까? 으리으리한 건강관리의 문을 이미 들어섰음에 불구하고 왜 이렇듯 치료는 선명하지 못하는 걸까? 이것은 아마도 몸은 몸만을, 마음은 마음만을, 내부 장기는 그들만의 세상으로 그렇게 나눠놓고, 그 사람의 한 부분이었고 그 사람만이 갖는 사건이라는 것을 아직 깨닫지 못했기 때문이다.

사람이다. 하나의 진단 범주에 가둬둘 수 없는 사람을 잊고 있는 것이다. 치료는 진단에 비하면 사람에게 더 가깝다. 진단은 편의상 보편성을 따라 하나의 묶음으로 정리한 부분적 단어의 조합일 뿐이다. 치료는 진단의 범주를 넘어 치료받는 사람만의 특수성을 인정하고 그에 어울리는 과정이기 때문에 더 전체적이고 사람다워야 한다.

아파서 걷지 못하는 사람에게 걸으라 할 수 없는 것처럼, '걸을 수 있는 사람'을 눕혀 치료하려는 치료사는 사람은 사람보다는 책에, 테크닉에 그리고 정작 그 사람만의 사건임을 무시한 획일적 진단에 더 가깝다.

이것은 환자에게 어울리지 않는 어색한 치료다. 치료는 수단 이상의 의미를 가져서는 안 된다. 동일 진단명에서 각 개인의 다양성을 인정하고 그에게 '어울리는' 치료를 할 때, 비로소 '이만하면 됐다.' 할 일이 치료이다. 덧붙여, 치료하는 사람과 치료받는 사람에게 전하는 위험한 한 가지, 치료는 구원자가 아니다. 어울리는 치료는 조력자의 역할밖에는 없다. 어떠한 치료도 치료만으로 몸을 낫게 할 수는 없다. 나았더라면, 그것은 환자 자신으로부터 비롯되어 환자 스스로가 변한 것이고 스스로 나은 것임을 잊지 말아야 한다.

## 걷기

열병을 앓고 난 뒤, 아무런 징후 없이 두 다리는 기능을 잃어가는 병이 있다. 길리안바레 증후군(Guillain–Barre syndrome)이다. 점점 다리 힘은 약해지고 발바닥은 남의 살처럼 감각을 느낄 수가 없다. 혈액검사와 감각운동 검사, MRI 등의 정밀한 검사를 통하지 않고는 알 수 없는 병이다. 열병이 가라앉고 한 참 후에 검사를 받는다면, 흔적조차 없어 '원인을 알 수 없다' 는 것이 이 병의 특징이다.

'다시 걸을 수 있을까?', '어떻게 일어서 걸을까?'

병든 두 다리는 모든 생활을 바꿔 놓는다. 손은 발이 되고 짐덩이처럼 무거워진 다리는 떼어 내 버리고 싶기까지 한다. 힘 빠진 두 다리로 할 수 있는 것은 아무것도 없다. 무료한 시간들 속에 생각만 많아지고 잠도 오지 않는다. 예민해져 작은 소리에도 뒤척일 정도다.

카오스(chaos)의 무질서가 몸과 마음 전부를 점령해 버린다. 지독한 악몽이다. 하루아침에 다시 걷는 드라마틱한 꿈만이 아련하다.

이미 가졌던 것이 이룰 수 없는 꿈이 될 때의 절망감이란 가진 적 없는 것보다 가혹하다는 걸 알게 될 것이다.

시간이 약이 되었나! 쇼파를 짚고 벽을 기대 서 있는 것조차 피식 쓰러졌지만, 지팡이와 누군가의 팔을 부여잡고는 일어설 수 있다. 발목, 무릎, 엉덩이 관절들은 각목과 각목을 연결한 듯 꺾이고 어기적거렸지만, 그런대로 엉성한 걷기가 조금씩 가능해진다.

한발 한발 내 딛을 때마다 힘없는 발에서부터 전달되는 충격이 흡수되지 못하고 그대로 무릎을 걸쳐 고스란히 척추뼈 마디 마디를 부딪치게 한다. 하나를 얻고 하나를 내주어야 한다는 식의 걷기를 시작하면서부터 없었던 통증이 무릎과 허리를 타고 목까지 이어진다.

무릎이 덜거덕거리고 그 충격이 허리, 어깨, 목으로 전달돼 아파 올 때마다 한데 모아 논 장난감 바구니를 쏟아내고 다시 주워 담고를 반복하듯 답답한 시간을 보낸다.

복잡이 얽힌 몸을 주섬주섬 정리하는 시간은 충분하다. 달리 할 것도 없다. 이렇게 저렇게 실험 삼아 한 움직임들이 그때 그때마다 생생하게 결과로써 보여준다. 그저 느끼기만 하면 되는 시간이다.

다리에서 몸으로, 몸에서 다리로, 팔에서 몸으로, 몸에서 팔로, 머리에서 몸으로, 몸에서 머리로 그렇게 골치 아픈 환자에 대한 체계적인 치료가 시작된다.

의욕이 앞서 공격적으로 팔다리와 허리와 목을 움직여 운동할 때면 여지없이 그날 밤은 힘든 몸을 감싸 안고 뒤척여야 한다. 올바른 척추 자세란 책에만 존재하는 말처럼 이런 몸에겐 맞지 않는 것 같다. 뒷목의 뻐근함과 함께 몸은 얼린 나무토막처럼 뻣뻣하게 굳어지는 답답함으로 단 몇 분도 책에 나온 올바른 자세를 취할 수가 없다.

어설픈 전문가는 '힘들어야 운동이다'라는 생각만으로 몸이며, 팔다리를 책에서 그리고 건강프로그램에서 소개된 운동을 의심과 함께 흉내내며 흔들어 댄다. 그전보다는 낫다. 하지만 여전히 불안한 걸음과 그것으로 인한 충격들은 가시지 않는다. 노력에 비하면 턱없이 부족한 결과다.

이러한 전략으론 예전의 몸으로 되돌아갈 수 없다는 생각이 두렵게 앞선다. 뒤죽박죽 되어버린 몸에 규칙을 만들어야 한다.

저절로 걷게 될때까지 어떠했는가? 아이가 기었던 움직임의 처음으로 돌아가야 한다. 처음으로 돌아가 걷기까지의 1년이라는 과정으로 걷기를 다시 써내려가야 하는 게 맞다. 걷기를 위한 규칙을 정해야 한다. 아이가 세상에 태어나 처음으로 했던 행동들을 흉내내야 한다. 아이들의 구르기, 기기, 앉기,

서기 등을 발달과정의 규칙에 맞춰 자세가 바뀔 때마다 몸에서 일어나는 움직임들을 주시한다. 머리부터 엉덩이까지는 뇌와 심장, 장기들이 있는 부위라 요란한 운동보다는 안정을 그리고 긴 지렛대를 갖고 근육과 힘줄만 즐비한 팔다리는 보다 활동적인 운동을 하는 것으로 정한다. 무엇보다 걸어도 그 충격이 각 관절에 전달되지 않도록 근육들을 동원해 붙잡고 있도록 집중한다.

의외로 치료의 호전을 보이는 데는 많은 시간이 걸리지 않는다. 그동안의 풀리지 않던 퍼즐들이 하나하나 껴 맞춰지는 듯, 이러한 과정이 반복될수록 자신만의 걷기 운동법들이 완성돼 간다.

하나하나의 움직임들이 생각을 따르기 시작한다. 짐짝 던지듯 옮겼던 걸음은 이제 딛는 소리조차 귀 기울이지 않으면 들리지 않을 정도로 가벼워진다. 잭나이프처럼 순간적으로 펴고 구부려졌던 무릎과 뒤로 빠져 몸통과 다리를 잇고 있었던 엉덩이는 곧게 유연하게 펴지고 힘이 붙는다. 덩달아 허리나 목의 통증도 차츰 사라진다.

걷는 시간도 조금씩 늘어난다. 걷는 재미도 생긴다. 이렇게 걷다 보면 옅은 안개처럼 '이 얼마나 자연스러운가!' 싶다. 세상을 다 가진 듯, 한 걸음 한 걸음이 꽃으로 날아드는 나비의 펄럭임처럼 가벼워진다. 이미 소개된 수많은 올바른 걷기 운동에 대한 지적들은 이 같은 자연스런 걷기에겐 군더더기에 불과하다. 머리와 시선이, 팔 흔들기가, 발의 모양이 어떠해야 한다는 말은 의미 없어 보인다.

걷기의 규칙들은 부질없다. 바람과 흙, 나무와 강이라는 자연을 걷고 있지만 그것들과의 경계나 구분 없이 내가 걷는 듯, 자연이 걷는 듯 녹아든 걷기는 규칙 따윈 버려도 된다. 절망으로 시작된 걸음이 감동스런 걸음으로 옮겨지기까지 얼마나 많은 시간과 고뇌가 있었던가? 생각해 본다면, 지금 걷는 우리네들은 얼마나 행복한가. 걸을 수 있으니.

## 운동을 할 때...

운동을 할 때면 운동의 시작과 그 과정보다는 목표에 생각이 먼저 가 있거나 횟수와 시간에 더 만족감을 느끼는 것 같다. 운동도 자기만의 습관처럼 자동화되고 익숙해지면서부터는 운동의 시작, 과정보다는 목표한 결과(endgaining 목적지향 : 마음이 원하는 것에 대한 생각으로 가득한 나머지 목표에 다다르는 과정에 주의를 기울이지 못하는 것. Alexander technique에서…)에 더 의미를 두게 된다. 하지만 운동의 시작 자세는 어떠해야 하고 운동과정 중에는 호흡은 어떠한 방법으로 해야 하는지, 무엇을 느껴야 하며, 자세는 어떻게 유지해야 하는 지와 같은 운동의 시작과 과정으로 운동의 완성이라고 본다면,처음 배우는 운동이든, 걷기와 같은 일상의 운동이든 운동을 처음 시작할 때의 기본자세와 과정들은 운동의 전부라 해도 과언이 아니다.

운동을 시작할 때의 기본자세와 운동의 과정 속의 규칙들을 생각하지 않는 운동이란, 건강에 도움이 되지 못할 뿐 아니라 건강을 해칠 수도 있다. 왜냐하면 운동도 학습이고 배우는 것이기 때문에, 그 준비와 시작 그리고 과정이 어떠하냐에 따라 결과는 다를 수 있기 때문이다.

운동의 시작과 과정이 잘못되었다면, 첫 단추가 잘 못 끼워진 것이다. 삐뚤어진 자세로 운동을 시작한 후, 운동이니깐 끝날 때는 올곧고 편안한 자세가 만들어지겠지 하겠지만, 그럴리 없다. 시작의 잘못은 반복에 의해서 기억하게 되고 운동의 습관으로 굳어져 버린다. 어렸을 때 암기했던 수학이나 역사 문제에 대한 답은 쉬이 잊어 버리게 될지라도, 그때 배웠던 자전거 타기는 몸이 기억하고 있어 지금도 몇 번의 연습에도 어렵지 않게 자전거를 탈 수 있다. 자전거 타기와 같은 운동의 잠재기억(motor engram)들은 두고두고 몸에 배겨 지워지지 않는다.

덧붙여, 운동 과정에서의 잘못된 자세를 고쳐보려 하지만, 운동의 시작과 끝이 너무 빨라서 이를 지적하는 의식이 운동을 쫓아가지 못할 때도 있다. 이미 학습된 자동적인 움직임으로 목표한 횟수와 시간을 채우고 운동을 끝내버리고 나면, 잘못된 자세를 깨닫는 건 언제나 운동이 끝나고 난 뒤의 자책으로 다가오게 된다. 이렇게 학습된 운동은 불쑥불쑥 원치 않게 튀어나오는 움직임들로 인하여 이미 익혀진 운동 자세를 바꾸려고 하는 것보다는 차라리 처음부터 다시 운동을 배우는 것이 더 쉽다고 여겨질 수 있다. 어느 누군가 20년 이상 유지하였던 스윙 동작을 바꿔서 좋은 결과를 얻었다고 하지만, 그게 얼마나 어려운 것이고 얼마나 많은 노력이 필요한 지는 쉽게 말할 수 없다.

어떻게 하면 지금의 운동 자세나 동작을 바꿀 수 있을까? 이미 고착된 몸의 움직임을 새로이 만들 수 있을까?

운동을 시작한 처음으로 되돌아가는 방법밖에는 없다. 운동의 시작 자세, 운동의 과정에서 중요한 규칙들을 재학습하는 것 외에는 달리 특별한 방법은 없다. 그렇기 때문에 운동을 할 때는 시작 자세와 기본적으로 갖추어져야 할 "기초"가 중요하다고 할 수 있다.

운동의 첫 시작 자세에 대한 학습의 시작은 집중과 운동에 대한 이미지와 느낌들이다. 새로운 운동을 시작할 때는 처음이라 낯설고 정신이 없는 데다가 동작들도 서툴고 어색한 것은 당연하다. 몸이 잔뜩 긴장되어 있는 채로 낯선 몸짓들을 따라하게 된다. 누가 봐도 처음 배우는 운동이라는 것을 알 정도로 뻣뻣하고 어색한 몸놀림을 하게 된다. 이것은 필요 이상의 근육들이 익숙하지 않은 움직임에 긴장하고 있기 때문이다. 처음 하는 동작이고 운동이다 보니 긴장하고 있는 근육들이 유연하지도 조화롭게 움직여지는 것도 어려움을 겪는 게 당연하다.

이에 더해, 운동을 배우는 본인의 의식적 긴장 또한 가뜩이나 긴장하고 있는 근육들을 더 긴장하게 만든다. "잘할 수 있을까", "잘 해야지!" 등의 의욕적인 생각들로 몸은 더욱더 긴장하게 만든다.

처음 배우는 동작이고 운동은 모두 다 이렇듯 과한 긴장 속에서 이루어진다. 몸도 생각도 서두르면 서두를수록 지속적인 긴장을 품은 채 엉성한 자세와 폼으로 운동의 동작들을 완성시키게 된다. 운동 과정에서 근육들의 필요 이상의 긴장은 운동을 하는 내내 굳어지게 되고, 반복적인 움직임으로 인하여 강화되고 더 고착시키게 되어, 더는 돌이킬 수 없는 자동화된 움직임으로 운동은 완성되어 버리게 한다.

그래서 처음 배우는 동작들은 이러한 과긴장을 자동적으로 만드는 시작이 되며, 걷기와 같은 일상의 움직임은 과긴장으로 완성된 원치않는 운동의 습관이라 할 수 있다.

나도 모르게 이를 앙 다물고 있다. 뻣뻣한 목, 들썩 올려진 어깨의 긴장을 느껴보면 알 수 있듯 운동을 시작하기 전 기초 긴장(무의식적 긴장)은 이미 일상에서 필요 이상으로 근육이 과하게 긴장하고 있다는 것을 의미한다. 이렇듯 과하게 기초 긴장을 하고 있는 상태에서 새로운 운동을 배우고, 일상에서의 반복된 동작들을 한다면, 이미 몸은 시작부터 지쳐있는 상태에서 운동과 동작을 하는 것과 다를 바가 없다. 잔뜩 힘이 들어가 있는 근육에게 "이것 밖에 못해" 라고 윽박질러보지만, 이미 기초 긴장도가 높아진 상태의 지쳐 있는 근육이 최선의 기능을 다할 수 있을까? 윽박질에 못 이겨 비틀고 꼬아서라도 짜낸 움직임들은 운동이 끝난 후 자책하게 되는 운동 자세나 동작이 되고 나쁜 운동습관이 되버린다.

새로운 운동을, 이미 완성된 운동을 할 때면, 그 시작인 기초 긴장도를 낮추어야 한다. 턱관절, 목, 어깨의 기초 긴장을 낮춰야 한다. 비단 턱관절, 목, 어깨 뿐만이 아닐지라도, 탑 다운(top-down) 방식으로 머리나 중추의 긴장도를 낮춤으로써 전신의 긴장도를 이완시킬 수 있다.

운동이 학습이라면, 운동을 느끼려면 의식의 통제에서부터 이루어져야 할 것이다. 턱관절, 목 그리고 어깨의 긴장도를 알아차리고, 좀 더 이완된 상태에서 새로운 운동뿐만이 아니라 이미 완성된 운동을 수행한다면 올바른 운동의 학습과 재학습의 기억을 재입력시키는 것이다.

그래서 운동을 할 때면 기초 긴장을 확인하고 좀 더 이완되고 편안한 상태에서 운동을 수행하는 것이 무엇보다 중요하다. 운동을 할 때면, 올바른 운동습관을 만들고 변화시키고자 한다면, 과한 스스로의 긴장도를 느끼고 그것을 낮추는 것으로부터 시작해야 한다.

지금 당장, 들려 뒤로 젖혀진 머리와 앞으로 내민 턱을 집어넣고 목이 길어지듯 머리를 곧게 세워라. 어깨 힘을 빼라. 물속에 잠겨 있던 공이 떠오르듯 가벼워진 어깨를 느껴보라. 그렇다면 당신은 이제 가장 건강한 운동을 시작할 수 있다.